Julia Friese

delulu

Julia Friese

delulu

Der Roman

WALLSTEIN VERLAG

are we running still,
oder stehen wir still

Ich bin Res. Ihr seht mich stehend vor einer braunen Wand. Ihr seht meinen Kopf, meine Schultern, seht, dass ich eine schwarze Brille trage mit hervorstehenden Scharnieransätzen und einem Nasensteg, begehbar wie eine Brücke, aber er führt über keinen Fluss, denn er fließt nicht, mein Redefluss, aber wenn er flösse, wäre er gerahmt von krausem Haar, das mir vom Kopf absteht, so wild, wenn ihr daran ziehen würdet, würde es bis auf die gepolsterten Schultern meines karierten Blazers herabreichen.

Seht ihr?

Ich trage ihn über einem großkarierten Hemd.

Herbst.

Die braune Wand, meine Kleidung, all das lässt euch an Herbst denken, aber nicht an Temperaturen, die euch die Spitzen eurer Finger weißeln. Feuchte Erde, Leichenfinger, nasskalt, Wind, Wetter, so denkt ihr Herbst nicht.

Ihr denkt Warmes.

Laub in Apfelfarben, aus dem wie Pilze bauchig dampfende Tassen emporwachsen, wie man sie aus Diners und Delis kennt, in diesem New York, das es mal gegeben haben muss, als Harry und Sally sich trafen, knisterte es wie ein Kamin. Das Sandwich in seinem gewachsten Papier hielt mit seiner Glut die Salzgurken warm. Harry und Sally bissen hinein, warmer Salzgurkensaft in ihren Mündern, über ihren Pullovern, deren Muster flirrten wie eine Hand, die wir vor die Mattscheibe halten. Morgens, während alle noch schlafen, sehen wir in die Röhre des noch unbeheizten Raumes, in dem die Videorekorder unsere Träume zurückspulen. Das ist, was man denkt, wenn man herbstlich denkt, ohne dass es irgendeine logische Verbindung gäbe zwischen Braun und elektrostatischer Ladung.

Oder?

Ich bin kurzsichtig. Ausgerutscht. Mit feuchten Fingern habe ich in der Steckdose Halt gesucht und stehe nun unter Strom. Meine Sehnen und Muskeln springen wie Sender, überlagern sich. Ich bin ein Störbild. Es knackt. Krampft. Knistert schmerzhaft in meiner geschlossenen Faust, die ich halte wie ein Mikrofon.

Im Licht dieser Scheinwerfer. Hinter euch.

Wie gerne würde ich mich trauen, richtig hinzusehen, euch anzusehen, aber mein Kopf sinkt.

Da sind keine Schuhe an meinen Füßen.

Da sind meine Beine in einer Hose aus grünem Kord, deren linker Tasche der Zipfel eines Stofftaschentuchs entwächst. Wie eine Zunge hängt es mir aus der Hose heraus. Schlaff.

Es ist an der Zeit, sagt ihr.

Und ich verstehe sie schon, eure Eile, ständige Ungeduld mit mir.

Das ist jetzt also dieser Moment.

Ich räuspere mich in die Faust, das Mikrofon, schaue auf und sehe, wie ihr näher kommt, immer näher auf mich zu, bis ihr euch direkt vor meiner Stirn wähnt. Euer Atem müsste jetzt auf mir kondensieren, auf meiner Haut, die durchzogen ist von so feinen, wie nun zufällig abgebrochenen Linien.

Man kann den Menschen immer nur vor den Kopf schauen.

Aber ihr kommt näher.

In so großen Schritten noch näher an mich heran.
Schwarz.

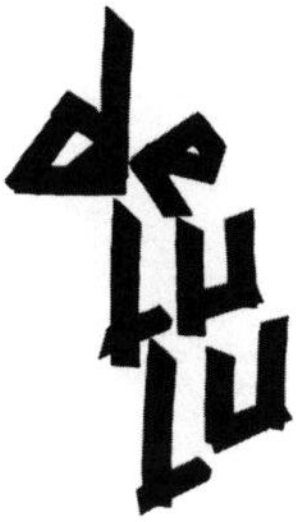
delulu

Schwarz ist, wie Res sich das Nichts vorstellt. Weiß wäre Nebel. Ein sich im Herbst feucht absenkender Himmel, wie die Decke eines verlassenen Wasserparkhotels. Ein Schleier aus Sporen, in denen der Strom ausfallend wird. Weiß gleißt das Licht seines Endes. Aber ein letzter Ventilator strebt noch die Trocknung an, surrt auf lang nebligem Flur. Weißes Rauschen ist Geborgenheit. Aber Res ist nicht im Wasserpark, sitzt nicht des Nachts in einer seiner Rutschen, da würden sie doch etwas hören, etwa die Zweige der Zypressen, die an ihnen kratzen, oder das Ächzen der Träger im morastigen Sog. Der Wasserpark sinkt.

Aber um Res herum ist nur Schwarz.

Eine Stille, in die sie fällt, wie von einem Bordstein in einen Schacht, um sich schlagend, suchend, sie muss etwas begreifen, sich daran festhalten können, aber verursacht nur einen Schlag. Trommelschlag, dem Gitarren folgen. Sie greifen ihr unter die Arme, schlagen mit ihren Saiten das Gewässer, das sie ist, in Kreise. Wellen der Erleichterung.

Das Nichts ist zerstört.

Sie wird bewegt, hat Auftrieb, hebt sich im Schacht.

Sieht wieder etwas.

Grün.

Angenehmes Grün an leicht bräunlichem Grau. Das Grün ist eine Fläche, viele Flächen, Pixel, das Grau ist eine Fläche, viele Flächen, Pixel. Ihre Augen regeln, suchen, finden erste Formen, und aus Pixeln werden Plätze. Wege. Manches Grau wird ziegelrot und Dach. Aber alles ist und bleibt rechteckig. Angeschlagen. In Akkorden fliegt sie über die Erdoberfläche, das Motherboard, auf dessen Leiterbahnen er dann einsetzt.

Der Gesang.

Sie kennt jede Zeile, aber versteht kein Wort. Kann nichts benennen, erklären, aber weiß genau, dass es um all das geht, was sie immer gewollt, vermisst hat.

Immer zufüllende Leerstelle.

Erwartungshaltung, die sie an das Leben hatte.

Etwas wird kommen.

Und es reißt ihr den Mund auf, in so lallender Gier nach diesem Versprechen eines immer im Herannahen sich befindenden Ereignisses. Groß und sinister scheinen seine Verse, die sie wie eine Treppe nach oben rennt, die ihr den Puls hebt, immer höher, höher, oh, wie sich alles reckt, zu diesen höchsten Gebäuden.

Da ist die Skyline von New York.

Wie sie ihr die Regler heraufzieht, Meter für Meter in das Geräusch eines kreisenden Helikopters hinein, der allzu großem Kitsch dumpf die Spitzen schneiden will, aber selber doch in dieser Dringlichkeit surrt, übersatt in der Behauptung, dass hier etwas passiert, das *larger* ist, größer als das Leben – also echt. An seinen Marionettenfäden zieht New York sie über ihren Alltag hinaus, gibt den Blick frei auf die Blutbahn aus Beton, in der sie rauschen, in ihren kleinen stählernen Zellen, die Menschen.

Für einen kurzen Moment weiß Res, dass es egal ist, an welches dieser Autos sie nun herangezogen wird, in welches sie durch seine Karosserie hindurch eindringen wird, denn am Ende werden alle Insassen zu einer Inschrift, ob in Abspann oder Stein oder beides. Inschrift bleibt in Schrift.

Aber noch läuft doch Musik.

Das hier ist der Anfang.

Immer nur der Anfang.

Dein Anfang, Res.

Den Gedanken an ein Ende darfst du jetzt gar nicht haben, denn treibende Musik endet nicht. Abrupt.

Sie hält das Versprechen. Hält es hoch.

There's nothing here
aber doch immer der nächste Vers
und das nächste Auto.

Ein Rückspiegel. Darin die Augen einer blonden Frau. Ihr Blick gilt der Straße und dem Horizont aus herannahenden Häusern, die zu schrumpfen scheinen, herabsinken in den Sumpf einer Kleinstadt. Vorstadt. Überschaubarer Beton dekoriert mit quadratischen Sträuchern in Waschbetontöpfen, an denen Moosflecken kleben wie Sticker. Nachts beschienen von den Stahlpinnen, deren oberstes Drittel, mit Leuchtmittel versehen, schwach auf liderlich hingeschütteten Teer scheint, auf dem Menschen ihre Turnschuhe einlaufen, in denen ihnen alles sorgsam Verdrängte leise wieder über die Zehennägel wächst. Wie sie sich nach ihnen verzehrt, die Natur, sie frisst die Menschen in ihren rotwattierten Plastikjacken, die sie einzwängen wie Lachsschinkennetze. Sie krampfen, schwitzen, zucken. Hängen unter lachenden Schweinen in den Fenstern der Metzgereien.

Leise sind sie geworden, die Akkorde vom Anfang. Und so seltsam blechern. In Fleischwurst wohnt Res' Sehnsucht nicht.

Die Geräusche der Straße aber sind angeschwollen, der Asphalt ächzt, kann all das nicht mehr ertragen, er hat Risse, wie die Haut um den Mund der Fahrerin. Ihr Blick auf die Rückbank.

Locken.

Sie schauen die Fahrerin nicht an, sehen sich gläsern in der Fensterscheibe neben sich. Denn wo immer Res hinsieht, sieht sie nur sich selbst, aber jetzt immerhin im Kleid. Dünne Träger halten einen Schlauch aus Taft, die Füße liegen unter Riemchen, die kleine Quader an ihre Fersen heften. Walkman heißt das Gerät auf ihrem Schoß, eine Schnur verbindet es mit dem Schaumstoff auf ihren Ohren, und daraus treiben sie nun, die Gitarren, kratzen allein durch ihre Gehörgänge, regen eine Erwartungshaltung, die der Abend einzulösen hat. Leider aber weiß der Abend nichts davon. Er macht nichts. Unternimmt nichts. Der Abend ist nur. Angesagt. Er geht mit der Zeit, auf die Sekunde ist er pünktlich und sich sonst keiner Pflicht bewusst. Die Fahrerin ahnt das, ist von einer Eile umstellt, aus der sie herauskommen will. Sie drückt das Gaspedal durch.

Nicht dass wir zu spät kommen. Hörst du? Dein eigener Abschlussball.

Aber die Tochter hört sie nicht, die Mutter wiederholt ihre Sätze lauter, berührt die Tochter am Knie, und da endlich zieht sie die Kopfhörer von den Ohren.

Wir kommen zu spät.

Die Tochter zuckt mit den Schultern. Lässt die Gitarren wieder die Erwartung in ihr rühren, während sie sich auf ihr Gesicht in der Fensterscheibe konzentriert.

Könnte es das einer Sängerin auf einem Plakat sein?

Runde Nase und so dicht weiße Haut über beiden Wangen bis zum Wimpernkranz prall wie eine glasierte Pfeffernuss. Sie will sie ablecken. Mit ihrer Zungenspitze über das Süß fahren, bis sie es nicht mehr aushalten kann, reinbeißen muss, aber ihre Zunge landet im Nichts. Sie sinkt zu schnell ab, die weiße Haut, sinkt in den Boden, bläht ihn auf zu einem modrigen Teig, in dem das Leben sprießt und die Grundmauern wanken.

Das Weiß verwittert.

Wird immer grauer, dünner.

Aber die Häuser vor dem Fenster wachsen, als speisten sie sich aus ihrer Haut.

Da ist nun ein Tal unter ihren Augen. Die Skyline aber

hat sich wieder erhoben, thront ihr über den Rinnen, die links und rechts von ihrer Nase zu den Mundwinkeln führen.

There are no delays, Miss, sagt der Mann hinter dem Steuer.

Und Res guckt nach vorne, als hätte sie ihn nicht verstanden. Das Kinn vor und das linke Ohr so seitlich geneigt.

We'll get there on time, sagt er.

Erste Phase
Cornflakes & Fanta

Eine Autotür wird geschlossen. Da ist das Blutrauschen der Straße und Res' Körper auf weißer Bettwäsche. Eine roséfarbene Unterhose. Ein T-Shirt unter dem verrutschten Hellblau eines Kaschmirpullovers. Sie ruhen im Dämmerlicht und in dem Geruch von Wäsche, die keine Chance hatte zu trocknen.

Res ist in das Hotelzimmer gekommen, hat ihren Trenchcoat fallen lassen und die Tür ins Schloss. Hat die Tennisschuhe und die Hose noch vom Körper gestreift, dann ist sie in die Dusche gegangen, auf Strümpfen hat sie das Wasser angestellt, warmes Wasser rauschte wie Flammen, bis ihre Beine schmolzen und sie sich hinlegen musste, auf das Bett, nass erschöpft von allem, was sie eigentlich noch hatte machen wollen, sehen wollen. Spiegelglatt glänzen ihre Augen vor einem Vorhang, hinter dem es niemals leise wird.

Drink me fordert der Gedankenstrom der anderen, der durch die Neonröhren surrt. *Eat me.* In dieser Sicherheit. *Trink mich.*

The Neighborhood Flower Shop fällt rot auf die Wasserlachen der Straße, soll Res sagen, dass Menschen hier in einer Nachbarschaft leben, dass sie sich kennen, treffen, geerdet sind in *The Neighborhood Flower Shop* und dass sie nicht dazugehört. Als *The Neighborhood* hat Res sich noch nie begriffen, an jedem Ort sind *The Neighborhood* immer die anderen. Die, die Ice Cream Sandwiches kaufen aus den brummenden Truhen. Unter ihr gehen Spritzen gegen Diabetes über die Glascounter der Nachtapotheken. Alle Häuser blinken rot, gemeinsam in einem Takt. Es muss etwas bedeuten, wie sie rauchen, qualmen, Blut und Nahrung pumpen durch die Arterien der Stadt. Die Glöckchen würden klingen, wenn sie käme. Aber hinter den Katzenklappen stünden sie schon bereit, die fahlen Mäuse im grünen Licht, sähen sie sie an.

Iss mich.

Trink mich.

Gibt es etwas Unheimlicheres, als wenn es erlischt? Das Neonlicht, wenn es flackert, alle anderen, wenn sie nicht mehr funktionieren, Animatronics im Freizeitpark, wenn ihre Augen halb in die Stirn gerollt hängen, wenn ihr mechanisch nicht mehr menschlich ist.

Wenn alles zu schnell geht.

Iss mi – Iss mi.

Wenn es krampft und sie verglühen.

Trink mi.

Schwarz.

Res liegt. Ist ein Ölgemälde, das erst durch das Warnen des Weckers verwischt:

Vergiss nicht, was zu tun ist, Res, tu es, lass es passieren, schlecht werden, aus dieser Vorstellung heraus vergehen in Handlung.

Jetzt.

Ihr Hinterkopf schiebt sich unter zerrauftem Haar über die Matratze. Kurzer Blick auf den länglichen Wecker. Sie nimmt ihn in die Hand, als könnte sie seine Zahlen dann besser entziffern, aber sie stehen wie Laser aus dem Gehäuse heraus. Grün und satt ging das Laserdickicht einst hinter der diamantverkrusteten Sängerin auf. Ein Fächer, Farn aus grünen Lichtern.

Und Nebelfluid verdampfte, um alles zu verschlucken.

Fuck, entfährt es Res, als ihr die Erinnerung einsetzt. Sie weiß jetzt wieder, warum sie hier ist. Was sie machen soll. *Now*. Ihr Körper hängt ihrer Hektik hinterher, ist zu langsam für die Zeit, selbst zu langsam für das Geraschel ihres Bettzeugs. Res' Song läuft immer auf halber Geschwindigkeit. Denn ein Refrain ist, was noch kommt, und wäre er gekommen, müsste er sich endlos wiederholen. Denn Genuss ist immer im Kommen. Ist eine beständige Sehnsucht und beständig das Ziel.

Stockgeruch hängt in ihrem Pullover. Sie zieht ihn aus, die Arme über Kreuz. Res ist ein Genie in einer Flasche, aber kann sich nicht an sich selbst reiben, kann nur diesen Beat hören, der wie viele Seifenblasen dumpf zerplatzt, sie an einen nackten Bauch denken lässt, zerbrechlich wie ein Flaschenhals, kommend aus so weiten Hosen, wie ein Fallschirm gelandet in ihrer Welt, tanzend unter Lampions, die Haare sandig, strähnig, eisblauer Sternenstaub auf den Lidern.

Schwer fällt Res' Kopf gegen das Fenster hinten rechts, wieder in einem Taxi, sitzt sie verhüllt von einem Trenchcoat, der sie so viel kleiner wirken lässt. Zerbrechlich. Sie wollte sich schon immer selbst in die Arme nehmen wollen. Stand schon immer neben sich. Beobachtet. Zieht die Warenwelt jederzeit der wahren Welt vor. Res ist ein professioneller Fan, der jetzt zu diesem Interview fährt mit der Künstlerin, der bekanntesten, größten. Seit zwei Dekaden der Refrain der Welt. Und Res hat man einfliegen lassen, sie zu treffen. Andere können davon nur träumen, aber Res musste nie aufwachen. Ist über dünn klebrigem Papier eingeschlafen, das sich wie Karies in ihr Gehirn fraß. Popcorn. Sugar. Glänzende Hüllen voller Codes. HIT! Bäuche wie Bottlenecks, Hüte wie Verschlüsse und als Extra ein Kondom. POP/Rocky. Dickes rundes Ende aus halbdurchsichtiger Hülle, wie eine Qualle, aber knallblau und knallpink wie Hubba Bubba.

Man kann eine Blase damit machen. Der Film von Nonoxinol 9 auf den Lippen. Der Geschmack von Latex und Spermizid. Die Säure von Center Shock. Ein Film, den sie sich wegwischt, auf den Handrücken. Schlieren, wie die eines Insekts an einem Baumstamm. Glanz.

Res wollte ein Glanz sein. Nicht der Baumstamm, sondern das Glitzernde auf ihm, keine Wurzeln, keine Borke, im Nebel der Nebelmaschine verschwinden. Aber die Zauberkugel setzte sie auf die Rückbank eines Taxis, um sie von einem Hotel zum anderen zu fahren. Von einem Stern zu fünf.

Die Künstlerin wurde hier nicht eingecheckt. Für sie wurde nur eine Suite umdekoriert. Flaschengrüne Wände. Ein dicker Flor voller Pflanzen. Ein Schmuckkästchen, das von vorne beschienen wird.

Es ist so still.

Die Künstlerin schläft.

Aber eine Frau geht ihr durch die Haare, mit vier Fingern und einem Kamm, während eine andere mit einem Fettstift an ihren Lippen hängt, sie glänzend umrundet, damit sie in hellen Blitzen nass erscheinen.

Es surrt im Raum.

Hohl.

Da ist ein leerer Kühlschrank in einer zu großen Küche. Ohne dass jemand seine Knöpfe drückt, gibt er Eiswürfel aus. Sie fallen in kein Glas, schmelzen zu sechst in grauer Eiswürfelausgabe, tränen vom Kühlschrank hinab.

She's so lucky.

Ein Glätteisen zischt letzte Feuchtigkeit aus totem Haar.

She's a star.

Und Nebel dampft aus seinen Spitzen.

Die Rezeptionistin ist das Hotel, ist alle Betten, Gäste, alle, die hier schon mal Champagner getrunken haben, bündeln sich in ihr, zu einem endlosen Zopf umflochten von weißer Wäsche, verknotet mit Fischrogen und warmem Toast, mündet er in türkisfarbenes Gel, das ihr aus den Augen glänzt.

Sie ist ein Barcodescanner. Zahngereinigt mit origamigefalteten Servietten, rollt sie ihre Augen an Res herab, registriert den viel zu großen Mantel auf schmalen Schultern und die vom Nachtschweiß im Nacken noch feuchten Locken.

Res riecht nach Druckerschwärze und Kaffee, nach einem vor Wut rauchenden Taxifahrer hinter einer Plastikplane, riecht nach trockenem Frühstück aus einem Karton. Ohne Milch. Wer im Plaza schläft, bezahlt für den Abstand, den die Rezeptionistin zu Res einhalten muss, ihr zahngereinigter Kopf reckt sich. Immer höher. Die Uhr tickt. Was Res sich immer ausgemalt hat, spricht sich viel zu schnell in das Schwarz der Nasenlöcher, die es aufsaugen und im Rachen staubfrei umwandeln zu: Raum 237.

Es ist ein Ticket, das Res der Rezeptionistin aus dem Mund zieht. Feucht wie eine Briefmarke muss sie sich frankieren, das Ticket an ihr Revers heften, sonst darf sie das Hotel, den Raum, ja, den Teppich, auf dem sie steht, nicht betreten haben. Denn all diese betretenden Blicke sehen ihr doch an, dass sie hier kein Gast ist. Die Nähte ihres Mantels sind nur mit heißer Nadel gestrickt, der Fahrstuhl würde sie nicht fahren. Zu löchrig. Da zieht es doch durch. Die Fahrt würde schwerer, würde kosten. Aber jetzt ist sie frankiert. Ihr Eindringen mit schlechter Naht erklärt.

Raum 237.

Der Aufzug steht zentral im Bild, öffnet sich wie ein Reptilienauge, und Res geht hinein, in die Wand, in das Tier. Hotel. Kurz steht sie genau in der Mitte des Bildes, teilt es. Das sieht unnatürlich aus. Unheimlich. Der Lobby Boy trägt Lila.

Seine Zähne blitzen so unmittelbar, dass Res die Augen schließt.

Sie stellt sich lieber etwas anderes vor. Die Künstlerin mit Cola-Dosen in schneeweißen Haaren. Sie schaut auf ihre Lippen, geschminkt wie Sauerkirschen, tiefrot, fast schwarz und leicht nass, weil leicht nass lebendiger ist. Begehrlich. Ein Körper in einem kalten Pool. Wassertropfen auf einer Haut, die sich zusammenzieht in kleine Berge, das ist cool wie die stahlgelackten Fingernägel, die die Künstlerin in einer Wählscheibe versenkt, um sie zu drehen, zu einer Nummer, die ihr Gesicht weißelt.

Bild für Bild wird sie blasser.

Bis sie eine gläserne Flasche in ihren Armen wiegt, wie ein Baby. *Nothing really matters.* Die Künstlerin singt in einem Mantel, der sich lackschwarz dem Himmel angleicht, an dem ein Gewitter tönt, aber regnen tut es nicht. Also wirft sie die Wasserflasche zu Boden, und sie zerschellt in diamantener Gischt, unter ihrem Tanz auf einem Stuhl, so silbern wie ein Donnern.

Wie macht sie das?

Dass alles an ihr strahlt. Sie ist ein Exponat von einer Person. Klein und zierlich, aber so mächtig vor den schwer verkleideten Wänden, zwischen denen sie in ein Mikrofon singt, die Haare sandig, strähnig und irgendwie so hochgebunden. Sie beherrscht das *irgendwie,* hat keine Mühe, muss sich keine geben, andere geben sich die Mühe für sie. Ihr muss nur zugeschaut werden, wie sie von Sendung zu Sendung geht, in dieser Welt hinter dem Fernseher, wo sie alle leben in tiefsitzenden Hosen, die unter Applaus in Räumen einlaufen, immer kleiner werden, bis sie Bikinis sind auf Bühnen ohne Wasser, wo sie sich winden, tanzen, mit den Beinen in kaum sichtbaren Netzen, als wären sie Fische, gefangen, um sich auszuleben in den immer wechselnden Landschaften ihrer immer gleichbleibenden Gefühle. Lust und Gier und Liebe sind ein Glas kalte Cola, neben knallroten Geschenken im Schnee vor einem Abendhimmel im zu gelben Kerzenlicht.

Wir sind die Sehnsucht nach kindlichem Konsum, singt ein Chor von Putten in weißen Leibchen.

Almost Heaven.

Trauer gibt es hier nur in Balladen, aus denen Lust und Gier ausgeblutet sind wie die Farbe. Die pralle Weihnachtlichkeit fehlt, weil die Liebe sie verlassen hat. Andere Gründe für Schmerz gibt es nicht, denn hinter dem Fernseher gibt es weder Fabriken noch Fachkräfte, alles ist von Windmaschinen und Fächern bewegte Lust, sich auszuleben, aus dem Körper heraus ist das keine Arbeit, das ist die Energie des Moments. Wie zufällig kann Frances Scott zu jedem Song Choreografien tanzen, synchron mit Hunderten, in pinkfarbener Unterwäsche über Körper gewordenem Leder. Eine Ekstase schweren Atems geht über das Mikro vor ihrem Mund in Res' Ohren.

Ein Hauchen.

Hecheln.

Ein leicht feuchter Schweiß und immer dieser Glow auf Haut und Retina.

Die Künstlerin, wie sie mit dem Daumen über ihre Unterlippe streift, um aus dem Bild zu treten. *Nothing's gonna change my world.* Aber sie tanzt nicht mehr, wie damals, das ist nicht mehr zeitgemäß. Sie schreibt ihre Songs selbst, spielt sie auf der Fender Stratocaster und in Filmen, die sie produziert. Schon so viele Leben hat sie gelebt. Wie eine Puppe im pinkfarbenen Karton. Es muss unmöglich sein, sie zu treffen. Ist sie nicht in allen Schubladen, also bei jedem schon zu Hause? Es kann sie nicht an nur einem Ort geben. Das Angeschaute schaut nicht zurück.

Oder doch?

Ein Scheinwerfer geht auf Res.

So, so, mit Frances Scott reden.

Ein Enthusiast brüllt hinter grellem Licht. Er geht hin, wo es wehtut und tut weh, wo er hingeht.

Das scheint Ihnen ja sehr richtig wichtig zu sein.

Er lacht so borstig. Ein Besen, mit dem man die Terrasse reinigt.

Warum denn?

Überbreites Grinsen streckt seine Frage, als wäre sie nur ein Geländer zum nächsten Gelächter, denn jede Frage ist sowieso ein Scherz. Was weiß man schon? Wirklich. Res hält sich die Hand vor das Gesicht, blinzelt zwischen den Fingern hindurch. Da ist eine Scham, die sie kurzerhand zur Sache aller macht:

Mit Frances Scott reden. Will das nicht jeder?

Unsicherheit liegt in ihrer Stimme, aber ihr folgen Schnitt und Musik, und Schnitt und Musik geben Res' Unsicherheit Nachdruck. Das will jeder. Muss jeder wollen, denn wo Schnitt und Musik, da kein Zweifel, da nur rhetorische Bejahungsekstase.

Schnitt.

Einer im Lachsschinkennetz sagt, er will rein gar nichts über Künstlerinnen lesen. Pop, also das interessiere ihn nicht. Er höre ihn vielleicht, wenn er sich die Tonausgabe seines Telefons in die Ohren stecke, auf dem Laufband, auf dem er versucht, das Kantinenessen, das er gerade erst vom Knochen genagt hat, daran zu hindern, sich an seinen Knochen wieder anzusetzen. Pop, sagt er schwitzend – denn es ist anstrengend, die Fleischatome davon abzuhalten, ihre natürliche Nähe zum Knochen zu suchen –, Pop ist nicht mal Musik, das ist ein Mangel, dem nackte Haut zur Beihilfe gereicht wird. Bach, Schubert, Brahms, sagt er. Umgeben von Spiegeln und stumpfen Matten weiß Res, sie hat es verpasst, ihren Körper in den Hallen des Turnschuhinnengeruchs an die Maschinen zu gewöhnen. Und nun ist es zu spät. Sport und Macht machen ihr nur schweißnasse Hände. Sie ist Schülerin forever. Im Bühnenoutfit. *Always ultra* gelangweilt von ihrer Machtlosigkeit, aber mit hohem Plateauabsatz unter der Bank wird getrommelt mit dem Bleistift auf das leere Heft. Taktlos der Lehrer, ein Lachsschinkennetz, das unter ihren Tisch schaut und fragt:

Und Sie, Res? Arbeiten Sie nun in der Bahnhofsgegend?

Die Kindergesichter lachen, schmieren Schlampe auf ihren Tisch, obwohl Res damals noch nie Nonoxinol 9 auf den Lippen hatte, nur Schaumstoff auf den Ohren. Im Fernsehen, denkt sie, wäre alles anders gewesen, da hätten sie gemeinsam auf dem Schulflur getanzt. *Girl, you've got me blinded,* hätten sie Kaugummi kauend gesungen, unter glitzerbestaubten Lidern Bälle gedribbelt, bis es geklingelt hätte und das Licht ausgegangen wäre.

Der Aufzug geht auf.

Ein Handschuh greift hinein, holt Res heraus.

Warm dampfen ihre Ängste aus der Kleidung, als sie sich setzt.

Ihr gegenüber.

Frances Scott in Cowboy-Boots. Schwarzbraun sind sie, wie die geschichteten Lakritzblöcke des Colorado-Mix. Dicker Sweat umsäumt ihre Beine, mündet an ihrer Hüfte in einem Gummizug, der auf den Schienen einer Boxershorts fährt, verfolgt von deren Schriftzug, der sich immer und immer wieder überholt. Darüber Haut, die in einem T-Shirt endet, wie eine Papiertüte ist es verknittert, unter einem Jackett, dessen Wolle kleine Kugeln gebildet hat, in denen sie eingeschlossen sind, seine Erinnerungen an die Zeit mit dem Star. Wertvoll sind sie, wie die schweren Messingknöpfe, die betagten Blumen gleich den Saum herunterhängen. Gelangweilt wirken sie, wie die Ringe unter ihren Augen, die sich auf diesen Sessel fläzen, deren Lehne drei pflegende Frauen entwachsen. Eine dampft, eine spritzt, eine kämmt. Die Künstlerin ist ihre Pflanze. Ein Efeu, das mit seinen Tentakeln durch den Raum rankt, die Tür verschließt, den Atem verschlägt und dennoch so völlig in sich zurückgelehnt in die Taschen seines Wolljacketts fasst, als suchte es da etwas.

Das Ticket von der Rezeption.

Raum 237.

Vielleicht ist die Künstlerin sich nicht mehr sicher, ob sie wirklich hier sitzen soll?

Ob es das ist. Gewesen sein kann. Ihr Traum. Was hat sie denn gelöst?

Zwanzig Minuten habe ich, sagt Res in dem Moment, in dem andere ihren Namen sagen würden. Und dünner

Sprühnebel geht auf die Künstlerin nieder, benetzt sie wie eine Cola-Dose, die Res öffnen will, auf einem Gerüst stehend, nur in Jeans, wenn das doch ginge, ihre Brüste also so fest wären wie ein Schild, nichts ihr Ureigenes, Lebendiges, Verstand und Gefühl, Stolz und Vorurteil, die sie bändigen, an den Körper binden muss. Wenn ihr Körper doch nur ein Behältnis wäre, eine Cola-Dose, unstrittig im Design, hart, fest, süß, dann würde sie sich trauen, sich die Künstlerin in den Rachen zu schütten. Und was würden die Gardinen dann zurückgezogen, was würden sie angesehen von all diesen Frauen in Büros, die sich die Anzüge der Männer abgeschnitten und um den Körper drapiert, sich darin eingerollt haben, wie eine Leiche im Teppich.

Sie würden sie so beneiden. Niemand anders als sie würden sie sein wollen. Und in all ihrer unerfüllten Sehnsucht dann Cola ziehen, *just for the taste of it*, unten am Automaten neben Park- und Stechuhr, vor diesem Gebäude, das sie fernhält von einem Leben ohne Scham.

In endlosem Genuss.

Ob es das denn geben kann? Natürlich wären sie bereit für ein Interview mit diesem Mann aus dem Fernsehen, lächelnd stünden sie vor seinem breit grinsenden Mikrofon, über das hinweg er sie dann fragen würde:

Wirklich wahr, dass Sie Ihren hart verdienten Lohn für Symbole ausgeben, die Ihre Sehnsucht ausdrücken, ihn erst gar nicht verdienen zu müssen?

Gelächter.

Res lässt ihre Fersen miteinander schließen und die Knie zur Seite kippen.

Die Künstlerin zieht eine Packung Nelkenzigaretten aus ihrem Wolljackett.

Res schüttelt ihre Uhr den dünnen Arm hinunter.

Es ist eine grüne Uhr, sie scheint nach Minze zu riechen, so grün. Das Digitaldisplay zeigt Buchstaben statt Zahlen, sie leuchten durch den Nelkenrauch, den Res einatmet, so begierig, als wollte sie die ganze Nelkenrauchwolke in sich aufnehmen.

Es spritzt.

Die Zigarette der Künstlerin zischt, wie verwundet von Wasser. Ihr Blick in Res' Gesicht rutscht ab, über ihren Hals, ihre braune, mulchige Kleidung hin zu dieser Uhr, wie ein Kaugummi am Handgelenk. Sie scheint nicht zum Rest zu passen. Wie zwei Zeiten an einem Körper, als wäre sie undicht, die Zeit. Irgendwo findet sich immer ein Leck. Eine Wasserrutsche zwischen 1997 und 2007. Mit zwei Fingern gleitet Res die Biesennaht ihrer Hose entlang zu den Schuhen. Tennisschuhen. Schaut verlegen auf.

Sie müsste jetzt Fragen stellen, aber sie schlägt die Beine übereinander.

Erst das linke über das rechte, dann wieder das rechte über das linke.

Die Künstlerin ascht auf samtenen Teppichboden.

Der Film, sagt Frances Scott dann.

Und Res sagt: Ja.

Also im Grunde ist es keine Science-Fiction, es ist Science-Future. Der Film erzählt, was passieren wird. Später.

Glut knistert.

Ein grünes Blatt bewegt sich. Ist das. Haben sie Ihnen. Also, haben sie dir gesagt, dass du das sagen sollst?

Kondenswasser liegt auf jedem von Res' Worten.

Die Künstlerin zieht eine Papierrolle aus ihrem Jackett und reicht sie ihr. Res will sie lesen, aber kann die Zeilen nicht entziffern.

Du wirst diese Sätze – sie kneift die Augen zusammen – dann natürlich immer wieder anbieten, also bis sie überall Schlagzeile geworden sind und den Menschen das Wangenfleisch einreißen, um sie über den Boden in die Kinos zu ziehen, wo sie dann, immer noch am Haken hängend, sich endlich Salziges in die Erwartungswunden streuen können.

Druckreif, sagt die Künstlerin.

Dafür werde ich bezahlt, sagt Res in einer Betonung, die sie sich selbst nicht glaubt.

Wirf die Zettel doch weg. Es ist eh alles Unsinn, sagt die Künstlerin. Jede Science-Fiction ist immer Science-Future und jede Behauptung einer Future sowieso Fiction.

Eine der pflegenden Frauen beugt sich vor, schnappt mit dem Glätteisen nach einer der Strähnen des Popstars, zwängt sie ein, bringt sie zwischen glühenden Zangenbacken zum Dampfen.

Ich habe meine Fragen vergessen, sagt Res.

Und den Film auch nicht gesehen.

Sie wirkt fahrig, geht am Ende des Satzes mit der Stimme nach oben, als löste er sich dann auf. In dieser Unsicherheit. Sie traut ihren Worten, jedem dieser Sätze nicht. Was sagt sie denn da? Sie habe den Film nicht gesehen? Das kann doch nicht sein. Das ist ihr noch nie passiert. Wie kann das ausgerechnet in diesem Moment passieren. Es hätte ihr kein wichtigeres Interview geben können. Wahrscheinlich erinnert sie sich nur nicht. Sie –

Die Glättzange schnappt vor Res' Gesicht auf, zu, klappert wie eine an der Steckdose angeschlossene Schlange.

Es ist eigentlich völlig egal, welche Fragen du stellen wolltest. Ich bin längst ein Automat. Ich kann nichts anderes mehr antworten als das, was ich gestern schon geantwortet habe. Vorgestern. Ich habe rund um die Uhr nur über diesen Film gesprochen. Ich kann ihn mir nicht mehr neu erschließen. Er ist tot und zerfleddert in die immer gleichen Satzbausteine.

Sie lächelt, es spritzt.

Das letzte Bild des Films ist das Baby. Wir haben es auf Korsika gefilmt. Es war so warm. Wir waren wie eine Familie am Set. Mit dem Baby, das drei Babys war. IVF TO MOVIES heißt die Firma, die Drillinge an Filme verleiht. Es ist ein rosafarbener Van, wie ein Eiswagen. Es klingelt, wenn er an das Set kommt.

Scarborough Fair. Simon & Garfunkel, sagt Res.

Die Künstlerin legt den Kopf schief.

Das ist die Melodie der Eiswagen.

Kenne ich nicht, sagt die Künstlerin.

Ich habe den Film nicht gesehen.

Frances Scott beugt sich vor.

Erinnerungen sind an den Stirnmuskeln aufgehängt, sagt sie, und Res zieht ihr Gedächtnis zusammen, aber es kommen keine Bilder von Frances Scott, wie sie als Mittellose dafür kämpft, dass ihr Bewusstsein und das anderer Mittelloser auf die Maschinen übertragen werden, die als einzige die Chance haben, lange genug zu existieren, um in einem anderen Sonnensystem zu landen, wo sie dann neue Menschen erschaffen aus digitalisiertem irdischen Sammelbewusstsein.

Einer Massivdatei aus Leben und Internet.

Ein Stimmengewirr, durch das abgelaufene Amazon-Ads hindurchschreiten, um für Dinge zu werben, die keiner mehr braucht.

Ice Cream Sandwiches und Spray mit dem Duft langsam im Wasser faulender Blumen.

Warum erinnert sie sich nicht?

An Frances Scott auf Korsika umgeben von Flammen in einem Hotel, in dem sie ein Baby gebiert, von dem sie weiß, dass sie es nicht mehr retten kann, da es kein Bewusstsein hat, das man kopieren kann. Da sind noch keine Sätze, keine Algorithmen, nur Reflexe. Atmen, essen. Alles, was man nicht mehr brauchen wird.

Ice Cream Sandwiches und Blumenduft.

Ich versteh das nicht, sagt Res, die Stirn so eng gerafft, dass eine der Ranken reißt und die Tür aufgeht. Die Künstlerin fasst sich an den Arm, als hätte ein Moskito sie gestochen, und die Frauen kümmern sich rasch, reichen blasse Pflaster.

Time's up, I'm afraid. I hope you got, what you wanted, sagt eine Frau, die per Headset mit ihrem Klemmbrett verbunden ist. Eile verläuft auf den Bahnen dazwischen, es sind Impulse wie Schmerzen.

Res sieht die Künstlerin an, entsetzt auf ihrem Stuhl, wähnt sich im freien Fall.

Sie habe doch noch nicht mal angefangen.

Aber aus dem Headset ertönen blechern die Befehle.

Time's up, I'm afraid.

Res' Augen starren auf den Künstlerinnenmund, bis er sich langsam öffnet, schwarz, als klemmte er, wäre zu lange nicht mehr benutzt, ein mit Kleberesten bedeckter, spitzer Zeigefingernagel wischt sich über die Zunge.

Und das Kassengeräusch erklingt. Das laute Bedrucken des Thermopapiers. Eine dunkelgrüne Tüte, deren Plastikhaut vom Spielzeugkarton in erste Falten gerissen wird. Sie geht über den Tresen.

Die Künstlerin hat ein Ticket ausgegeben.

Ich bin Frances, sagt sie, und Res trägt ihre Tüte.

Sie ist leicht, wie eine Feder.

Sie schneidet ihr die Finger ein.

Draußen ist Res im Airplane-Mode. Für all diese Menschen, die zu langsam gehen, ist sie nicht zu erreichen. Wie sie Nudeln essen, Nudeln aus blauen Bechern. *We are happy to serve you.* Gerahmt von Mäander-Ornament. Nur Hauptdarstellerinnen laufen, rennen, alle anderen sind Barrieren.

Res trägt eine Bauchbinde, wie Frances Scott immer eine trägt. Res dehnt Frances Scotts Bauchbinde durch die Stadt, wie einen Gummitwist dehnt sie sie an den Barrieren vorbei. Neongrün. Die anderen ahnen nicht, in welche Situation Res eingespannt ist, wie wichtig ihr alles scheint.

Halten Sie sie nicht auf, sonst stolpern Sie. Dann gehen Ihnen Ihre Soba-Nudeln über auf Ihren grauen Anzug, auf den heißen, salzigen Asphalt. Alle sind Hintergrund, den Bürgersteigen zuzurechnen, wie der warme Dampf aus den Gullis. Nebelfluid auf Wegen wie Förderbänder aus der Halle 3, in der sie alle stehen, die Barrieren, die rausgewinkt werden von der Frau mit Klemmbrett, alle gehen im Rhythmus ihrer Eile, die nur natürlich wirken soll. Gottgegeben.

Wir haben uns die Zeit nicht ausgedacht.

Den Gott nicht ausgedacht.

Die anderen dürfen sich bei Gott die Filme, die sie fahren, zeitlebens nicht anmerken lassen, sonst werden sie gelöscht, mit der Fernbedienung einfach ausgeschaltet, und ein weißer langer Strich geht über das Bild, in der Mitte wird er am dicksten, ein Blitz, Lightbulb, wie ein Milchfleck vom herbeieilenden Schwarz aufgeleckt.

Bye, bye, Täubchen.

Res zieht den Twist an allem vorbei, was sich aus kleinsten, kapselförmigen Strichen zusammensetzt. Rot, blau, grün. Jederzeit könnte sie unterbrochen werden von einem taubenblauen Bildschirm, an dessen unterem Rand die Ziffern tanzen. Bauchig, wabernd. *Rufen Sie uns an.* Die Zahlen werben unter einem Handy, aus dessen Antenne eine Flamme schnellt.

Bestellen Sie noch jetzt.

Rufen Sie den Fernseher an, um einzukaufen!

Und die Tauben gurren. Gelee-Bananen fallen aus lackschwarzen Prada-Taschen. Da ist Sonne in Res' Gesicht. Sie weiß es. *Happiness is coming.* Ihr Leben wird endlich beginnen. Weihnachten forever. Auf ihren braunen Augen schmilzt der Schnee, als sie so schräg nach oben schauen und lachen.

Ein Metronom erklingt.

Ein Chukka-Chukka-Beat.

Res hört ihn ohne Kopfhörer, rennt los, an allen vorbei, springt auf einem Bein, wirft das andere vor, gerade wie eine Kerze, deren weißer Docht noch unbenutzt schlackert, über den Crosswalk, der Trenchcoat rutscht ihr im Sprung über die Schultern, als wären sie nackt und nicht in diesem mulchigen Hemd. Ein Saxophon läuft warm in die Szene ein, zäh wie ein Telefonat an einer Wendeltelefonschnur. Res springt nochmal, als trüge sie Stulpen mit Fersenloch. Ein Spion für den Fuß. Ein anderer für die Tür, um die Nachbarn zu beobachten, mit der Zeitung in der Achsel und einem Flachmann in der Hand.Wie läuft es mit dem Nachbarn?

Die Fersen werden zusammengeschlagen.

Der Klang zweier streifenfreier Weingläser.

Und Tanz heißt jetzt Dance. Ist warmer Schweiß, der die Beine entlangrinnt, um aufgesogen zu werden von hellrosa Acrylwolle. In einem verspiegelten Studio eine

Zigarette rauchen. Aus der rot-weißen Zigarettenpackung heraus sich Banales sagen: Wir alle haben unser Kaugummi-Päckchen zu tragen. Wie ein Tennisschläger wird es unter dem Arm getragen.

Nimm dir die große echte Frische.

Gum,

Gum,

Gum.

Res tanzt wie in Schwarzweiß. Dreht sich. Lacht laufend mit offenem Mund. Kann nicht fassen, dass ihr das gerade passiert. Ist. Oder noch immer passiert. Endlich ist es losgegangen. Wenn es nur einmal losgegangen ist, wird es nicht mehr enden.

Der Zustand kommt.

Sie glaubt ihn schon sehen zu können. Im Hotelzimmer beschlägt der Spiegel von ihrem duschwarmen Atem. Ovaler Spiegel. Wie ein Logo um ihr Gesicht. Sie könnte sich jetzt zuzwinkern, aber hat sie nicht etwas vergessen? Hätte sie nicht, kaum im Hotelzimmer angekommen, sich mit beiden Unterarmen gegen die Hotelzimmertür stützen müssen? Verharren und den Blick senken, um der Realität die Stirn zu bieten? Um sie draußen zu halten, fest hinter dieser Tür, da kann es dann weiterlaufen, das Magnetband. Für alle anderen.

Nur hier ist jetzt Pause.

Die Musik ist aus.

Ihre Tür hält die Welt an.

Oder lässt sie sie verschwinden?

Du kannst es tun, sagt sie in diesen Spiegel, als wäre er eine Kamera. Sie setzt ihre Brille ab, sieht sich suchend um. Hat sie ein weißes Herrenhemd? Als Frau alleine in einem Hotelzimmer trägt man ein weißes Herrenhemd, man raucht, rauft sich die Haare, nimmt das Telefon in den Schoß, wählt auswendig einige Nummern, nie dauert es lange, bis jemand rangeht, dem man dann nacktbeinig all das übergibt, was die Wendeltelefonschnur aus einem herauswringt, von den Füßen hoch, über die Beine, nur immer fester zurren, alles Plottragende geradewegs herauserzählen.

Res redet mit niemandem, aber der Tisch aus Birkenholz sagt ihr, dass er eigentlich für ein Familienessen gemacht sei, also setzt Res sich hinter ihn, allein auf die Fensterbank, stützt den Kopf gegen die Scheibe, als fiele er ab, würde sie ihn nicht stützen. Alles, was sie ist, gesehen und gelesen hat, ihr ganzes Leben befindet sich in Sätzen und Bildern auf diesen Nervenbahnen. *We are happy to serve you.* Ein rasendes Archiv. Ihr restlicher Körper steht zu diesen Daten in einem Angestelltenverhältnis. Desto älter, desto unbeweglicher. Er ist ihr lästig, der Körper, zu störanfällig, krampfig, ihn sich wegzudenken macht den Kopf nur noch schwerer, ein weiterer Vorgang, der seine Leitungen heißlaufen, sie überladen lässt. Kabelbrand droht. Aber nichtsteroidale Antirheumatika werden sie kühlen, den Strom hemmen, das System Res erleichtern, um es dann langsam wieder in Stand zu setzen.

Have you tried turning it off and on again?

Sie nimmt die Tabletten mit dem Leitungswasser aus dem Zahnputzglas. Steht in Tennissocken auf Kalkflecken, während neben ihr die Stadt immer dunkler wird.

Und die Botschaften lauter.

Trink mich.

Iss mich.

Sie blinken und verdoppeln sich.

24 Hours Yoga

Now

Immer ist jetzt nur jetzt, und wieder und wieder.

Und jetzt.

Res schaut in ihre Hand. Das Ticket, das Frances ihr gegeben hat, liegt darin wie eine Feder. Sie kann froh sein, dass das Schicksal sie nicht gezeichnet hat. Denn wäre sie gezeichnet, würde das Fenster auffliegen, als gar nicht so passiver Part dieser Szene, würde einen Windstoß unter das Ticket blasen, um es zu animieren. Schleifen würde es über Res' Kopf fliegen wie eine Fee und platt wie eine Kreditkarte unter der geschlossenen Tür hindurch in den Flur, in die Küche, um da unter einer Glas-Cloche zu verschwinden, und Res müsste barfuß hinterher, mit den Ellenbogen alle umstoßen, die Fragen haben, sie aber nicht stellen, stumme Barrieren wichen ihr, die Arme in die Luft werfend, aus. Res allein hätte das Ticket zu retten, aufzupassen, dass es nicht serviert würde, unten im Restaurant wäre die Tür geöffnet, das Ticket würde nochmal eine Schleife fliegen, um dann auf dem direkten Wege, wie ein Brief durch den Schlitz, in den Gulli zu fliegen.

Res' lange nackte Beine, endend in Baumwollripp, würden auf dem Asphalt liegen, um ihren Kopf über den Rand des Gullis zu schieben.

Ein lang ausgestreckter Arm.

Man würde ihr Gesicht von unten sehen.

Denn das Ticket blickt zurück.

Du hast es nicht geschafft.

Das Versprechen nicht eingelöst. Du hast nicht gut genug darauf aufgepasst. Es ist deine Schuld. Chance zerronnen, wie Butter im Sommer. Das Restaurant wird ein Ei darauf braten und es dir nicht servieren.

Aber Res ist ja nicht gezeichnet.

Sie sitzt allein vor einem Fenster, und hinter ihr verschwindet das Licht.

Ein kleiner Raum. Braun niedriger Flor, wie Haar in Schlaufen gelegt, um Haarfärbemittel in Haarfarbenbüchern zu bewerben, in den Salons, unter den Trockenhauben, liegt Intensives Violett nah an Samtbraun. Wie weich sie sind, die Haarschlaufen, weicher als Haar, wie hart dieser Teppich ist in diesem rechteckigen Raum.

Vor den Fenstern sind Lamellen, dahinter ein beinlanger Balkon. Der Teppichboden ist bedeckt von roten Feuerwerkskörpern. Lange hölzerne Stiele sind gefallen wie Mikado. Ein Labyrinth. Res weiß nicht, wo sie hintreten soll. Da ist ein Bett für eine Person, schmal und aus Birkenholz, die Matratze ist hoch, es muss dort sicherer sein, sicherer als auf diesem Boden, sie versucht sich dorthin zu bewegen, auf kalten Zehenspitzen, zwischen den Raketen hindurch, nur niemals auf sie treten, die Stöcke nicht zum Brechen, Knacken bringen. Im Nebenzimmer klappert die Küche, ihre Familie, die mit den Töpfen hantiert. Kocht. Die kleine Schwester, die Mama und die Oma. Spaghetti bolognese. Der Geruch steht ihr in der Nase, sie sieht die Sauce zischend am Boden des Topfes festkochen, ein Rauschen, wie das Schweißen von Stahl, durch das die kindliche Stimme der Schwester bricht.

Rapsölig fließt das Licht aus dem schmalen Flur in den dunklen Raum.

Mein Vater ist bei mir, denkt Res, ich kann seinen Atem spüren, er steht hinter mir, in all dem Brennen wird er auf mich aufpassen, wo mein Vater ist, bin ich sicher, er kann die Maschinen bedienen, Automobile und Akkuschrauber, nie hat er Angst, bohrt Löcher in Beton. Er lacht so viel. Steckt sich die Tonausgabe seines Telefons in die Ohren und rennt.

Wer sich nur wenig Gedanken macht, kann leben und Löcher bohren. Rennen. Die Mutter ruft seinen Namen aus der Küche, so laut, dass Res ihr Gesicht sehen kann. Mutters Mimik fädelt sich durch jeden gerufenen Buchstaben. Aber der Vater raunt nur, sie solle ihn mal machen lassen, und Res versteht schon, die Mutter versteht den Spaß mal wieder nicht.

Mütter sind Bremsen. Kleine Angst und Vorsicht stechende Insekten, warnen vor den blauen Lampen. Die Schwester freut sich, quiekt, sie darf den Holzlöffel knisternd durch die brennende Sauce ziehen, weil die Oma doch hinter ihr steht, auf dem Hocker in all dem Qualm, ist sie ihr Schutz und Schürze.

Aber Res und ihr Vater wanken mit nackten Füßen in letzte freie Lücken zwischen den Raketen.

Auf das Bett, ruft der Vater. Er hält sie mit dem linken Arm nachlässig unter der Achselhöhle, im Sprung auf das schmale Bett macht er den rechten Arm lang, er hat ein Feuerzeug, dreht am Rad, und der springende Funke setzt eine der Raketen in Gang. Sie fliegt nicht durch das geschlossene Fenster, sie kracht gegen die nahe Decke, verliert den brennenden Stock, und Dynamit geht in rotem Hagel nieder. Entzündungsregen auf Holz und Teppich. Der Vater hält die Tochter eng im Arm, aber ihren Kopf schützt er nicht. Die Raketen zischen durch den Raum. Explodieren. Ihre Funken fallen auf Res' Wirbel. Die ungeschützt wachsige Stelle schmilzt.

Was frisst sich wie Säure durch diesen Kopf, der realisiert, was passiert, es aber nicht fassen kann? Der Vater brüllt.

Flucht.

Das hatte er nicht gewollt, duckt sich hinter seiner

Tochter weg, der Sprengstoff in den Ausschnitt fliegt. Eine Vernichtung, die bunt aus ihr explodiert. Und der Vater weiß es nicht anders, zieht die schwelende Tochter über die Holzstöcke, nur raus aus diesem Raum, aber sie stolpert, fällt. Der Vater greift in sich vom Kopf ablösende Haare.

Nur nicht den Kontakt verlieren.

Die Raketenstöcke stellen sich zwischen den Beinen quer. Es knackt und kracht und zischt. Aber da ist die Tür, der ganze, rapsölige Flur.

Hier können sie nicht hinfliegen, die Raketen, unter dieses Licht und die Augen der Mutter, der Oma, würden sie es nicht wagen.

Die ernsten Blicke.

Was habt ihr denn gemacht?

Die Spaghetti kochen über.

Res' Haut wirft Blasen. Die Mutter kommt mit in Alkohol getränkter Watte, um den Brand zu ersticken. Res will tasten, mit den Händen erahnen, was passiert ist. Krümel sind da. Schwarze Krümel, die sich zu nass und warm zerreiben lassen.

Ist das Flüssige ihr Kopf?

Nicht, sagt die Mutter, schlägt Res' Hand weg.

Das wird Narben geben, warnt sie.

Und an der Brust, ruft Res, aber niemand sagt etwas.

Der Vater, die Mutter, die Schwester, Oma und Spaghetti schauen sie schweigend an.

Res' schneller Atem und ihr Gang zur Garderobe aus erdrückend braunem Holz. Der schräg angeschnittene Spiegel zeigt ihre Brust, wie die Spaghettisauce im Topf eingebrannt. Auf das Schwarz an den Rändern folgt Blutrot und Lava. Ein Dekolleté wie der Blick in den noch glutheißen Grill. Res dreht sich, schreiend, sieht, dass ihr Hinterkopf und unterer Rücken der Brust gleichen.

Ich bin verbrannt, sagt sie.

Das wird nicht mehr. Wird nie mehr werden.

Mein Körper.

Ihr Schrei hallt aus dem Garderobenspiegel in den gelb leuchtenden Flur. Dichter Nebel wabert, salzig wie Nudelwasser. Und der Vater, der Optimist, zuckt mit den Schultern, nimmt der Mutter den Alkohol aus der Hand. Er wird ihn trinken. Im Wohnzimmer vor dem Fernseher, bis ihm die Spaghetti serviert werden. Von der Kochzange gehalten, werden sie, wie verknotetes Haar, nass in seinen Schoß fallen.

Nichts fürchtet Res mehr als ihr eigenes Herz. Es hört nicht auf sie, hämmert zu schnell, erschöpft sich zu nass. Wenn ein Luftzug über sie geht, friert es sie.

Vor einem blauen Hintergrund schüttelt eine Belesene den Kopf. Ihr Körper, sagt sie unter randloser Brille, kann Feuchtigkeit gar nicht wahrnehmen. Menschliche Haut hat keine Rezeptoren für Wasser. Ihre Wahrnehmung von feucht ist eine Konstruktion Ihres Gehirns aus Erwartung und Temperaturunterschied. Sie können Wasser nicht fühlen. Sie erfahren eine Illusion. Etwas, das Ihr Gehirn glaubt Sie fühlen lassen zu müssen, wenn Sie Wasser sehen. Wasser in der Temperatur Ihres Körpers werden Sie bei Windstille und geschlossenen Augen nicht bemerken können.

Res drückt die Taste an der Seite ihres Handys. Wieder hat sie sich ihren Gedanken ausliefern lassen, durch die engsten Schlitze, wieder ist sie nirgends angekommen, hat Chancen auf Erfahrungen einfach verstreichen lassen. Sie fasst sich an den Wirbel, tastet da so herum und mit den Augen durch den Raum.

Auf dem Nachttisch beruhigt sich ihr Puls.

Das Ticket mit Frances Scotts Nummer liegt neben Wasserglas und Wecker.

Sie setzt sich auf, nimmt das Ticket zum Handy, tippt:

Frances Scott

Der Cursor blinkt.

Es wurde von einem Lippenstift gestrichen, das Restaurant, dicht wächsernes Signalrot überzog erst seine Decke, dann all seine Wände, floss in schweren Vorhängen auf das gebohnerte Walnussparkett, das bei jedem Schritt am Absatz klebt. Nass ist der Raum, wie der Mund einer Frau, die den Stiel einer Kirsche mit der Zunge knoten und die Kirsche selbst zu Gummi kauen kann, zartrosa Kaugummi, das sie sich unter ihre weißen Turnschuhe klebt, während sie so hinterlistig lacht, ohne Ton, aus einem blassen Gesicht mit Muttermal.

Rot gelackte Durian benachbart rot gelackte Ananas. Aus den großen Früchten brechen noch größere Lampenschirme, hauchdünn wie Briefpapier, aus denen sich Damen mit über die Schultern fallendem Pelz Zigaretten drehen, bevor sie auf zerbrechlichen Absätzen über den nassen Asphalt dahingehen.

Nur nicht in die Abflüsse treten. Immer den Kopf hoch, den Raum sehen, wie er sein Licht wirft, aus Kugeln wie Lungenbläschen hängt es von der Decke, leuchtet wie kissenweißes Haar über einem roten Kleid.

Aber die Musik kommt aus der Stereoanlage. Es ist die Aufnahme eines Grammophons, abgespielt von türkis glänzender CD. Kalt wie ein Eisbonbon, knistert aber, als läge Staub auf dem klinisch reinen Walnussparkett, das betreten wird von so leisen Menschen, die in leinener Kleidung Frühstück aus Schalen zu sich nehmen.

Ihre Wangen sind rosa, zart, von der kalten Dusche nach dem Sport am Morgen. Honig ist ihnen zu vulgär. Man isst diskret geschrotete Walnuss, dazu Mandelmehl und Leinsamen an einem Spritzer von Molkereierzeugnis. Nur nicht zu viel Molkereierzeugnis. Das

Leid der Melkmaschinen wollen sie nicht. Nicht vollumfänglich. Sie wollen nur einen Spritzer Leid. Leid als Muttermal. Alles andere können sie nicht, das liegt ihnen zu schwer im Magen. Er ist so durchlässig, alles, was sie essen, geht in ihr Blut, fließt durch ihre Adern. Unter den Straßendecken haben sie ihre Körper nachgebaut, elektrische Nervenbahnen und Speiseröhren, wie kann man wollen, dass Ratten durch die eigenen Adern rennen, honigverklebt hinter den Venenklappen am Doughnut-Rest knabbern. Wir wollen strahlen, wie weiße Wäsche an der Leine. So durchscheinend leuchten. Und kein Frühstück von gestern mehr in den Rechen.

Gestern ist durch uns hindurchgerauscht. Hat uns nicht geschadet, nicht beschrieben. Wir werden so lange leben. Setzen wir uns, knistern wir wie Pergamentpapier. Wir sind der Rand der Welt, die transparente Kuppel der westlichen Zivilisation.

Unter ihr kommt Res sich grob vor.

Der Rechen an der Tür muss sich in ihr verrechnet haben.

Frances Scott lacht.

Zieht sie mit einer Hand an sich, ein Kuss links, ein Kuss rechts. Setzt ihre große, blaue Brille ab und sieht in ein Gesicht, das weiter lieber nichts sagt.

Hast du gewusst, dass Frühstück gar nicht die wichtigste Mahlzeit des Tages ist?

In ihrem Mantel steht Res eingeschnürt, wie ein Instrument in lederner Werkzeugtasche. Sie weiß nicht recht. Wohin?

Frances bedeutet ihr, sich zu setzen, ihr gegenüber, an diesen silbernen Bistrotisch. Die Künstlerin trägt einen

Pyjama in der Farbe der Wände, als wäre sie gar nicht zu trennen von diesem Raum, seinem Jukebox-Gefühl, das wie bunt gebogene Neonröhren vor seinen Spiegeln lügt: Ragtime.

Auf Frances' Pyjama sind Pinguine.

Das ungewaschene Haar hängt halblang hinter ihren Ohren.

Frühstück ist eine Erfindung, sagt sie. Propaganda. Damit wir härter arbeiten, sollen wir morgens leichter essen. Etwas ohne Geschmack, das irgendwie lustlos in den Tränen einer Kuh schwimmt. Kellogg ist ein Religiöser gewesen. Ein Fanatiker. Er hat Cornflakes ursprünglich für ein Sanatorium erfunden, in dem niemand Lust empfinden sollte. Völlig reizlos sollten alle leben, auf keinen Fall sich etwa selbst befriedigen.

Res' Brille beschlägt, sie muss sie absetzen, auf den Tisch legen. Seite an Seite mit Frances Scotts Brille.

Ein Moment für die Schutzfolie.

Kelloggs Plan ist nicht aufgegangen. Mit zwei Fingern holt Frances eine Zigarette aus der Brusttasche ihres Pyjamas, steckt sie mit einem Streichholz an.

Sie haben sie für mich auf die Karte genommen, die Cornflakes, denn ich liebe sie. Wie sie schwimmen. In Milch in mich hineinschwimmen. Und dazu noch ein Glas Fanta. Immer erst Cornflakes in weicher Milch, dann eine harte Fanta. Weißt du, was ich meine? Das gibt den Cornflakes diesen Homestyle. Familienfrühstück-Vibes. Mama und Papa an abwaschbaren Platzsets. Hast du die auch gehabt? Ich kann ihn noch fühlen, den Lack, wie er immer kurz unter den Fingern geklebt hat.

Das Geräusch.

Hinter Res' Stirn stauen sich die Sätze. Die Mautgebühr erscheint ihr zu hoch für jeden dieser billigen Wagen. Also starrt sie in Stau und Abgase, träumt benebelt von endlich fahrbaren Sätzen, Untersätzen für sich selbst.

Magst du Fanta?

Meine Theorie ist, es gibt genau zwei Sorten von Menschen: Menschen, die Fanta trinken, und Menschen, die keine Fanta trinken. Menschen, die das Kribbeln brauchen, und die, die es hassen.

Frances' Hand auf dem silbernen Tisch.

Res weiß nicht, wo sie hinschauen soll. Darf.

Sie sitzt mit Frances Scott in einem Restaurant, dessen Publikum knistert wie die roten Neonröhren, die draußen durch kahle Bäume scheinen. Ein Schriftzug wie eine Handschrift. Jeder kennt ihn. Man lässt ihn sich tätowieren. In den Nacken, auf den Steiß. Ein roter Schriftzug, der am frühen Morgen, wenn die Krähen letzten glasierten Gebäckrest aus den Schachteln picken, aufglüht wie die Drähte in einem Toaster. Das Lokal erwärmt sich, öffnet, spielt die immer gleiche CD. Track 1 bis 11. Und dann wieder von vorne. Track 1 bis 11 kann man an der Kasse kaufen.

Nehmen Sie dieses individuelle Erlebnis mit nach Hause.

Lackieren Sie Ihre Küche rot.

Frühstücken Sie aus Silbernäpfen, neben aus Früchten explodierendem Licht, während Track 1 bis 11 durch Sie hindurchrauschen, fühlen Sie sich wie in einem mondänen Zug. In einem Dining-Car längst vergangener Zeiten, an die sich keiner erinnert.

Träumen Sie nicht auch von einer offenen Küche?

Die ersten Diner waren Waggons, die nicht mehr fuhren, die feststanden, um zu bedienen. Ich habe dir eine Fanta bestellt, sagt Frances. Und Eier. Die stehen auch nicht auf der Karte. Brauchst nicht danach suchen. Willst du nicht mal den Mantel öffnen?

Die Künstlerin beobachtet, wie Res' Finger langsam zu dem geknoteten Gürtel wandern, wie es knarzt, das Leder, darunter das Hemd, der Tartan-Schal.

Eier sind übrigens Frühstück. Also ganz im Ursinn. Ohne Marketing. Die hat man schon immer zum Frühstück gegessen, weil Hühner sie eben morgens legen. Eier und die Reste des Abendessens, das ist das natürliche Frühstück. Kein Walnussstaub, Joghurt und Bacon.

Frances zieht Res die Speisekarte unter den Augen weg. Weißer Karton mit rotem Rand, wie eine Einladung zum Blutspenden, denn zwischen Weiß und Rot steht klinischer Ernst. Ihr Zahnfleisch blutet! Achtung! Hier können Sie nicht durchfahren! Hier gewischt, gearbeitet. Bauarbeiten!

Vor der Industrialisierung hat morgens niemand ein Schwein geschlachtet. Frances Scott lacht auf.

Vor dem Frühstück ein Schwein schlachten! Für diese sechs kleinen Streifen Speck, die unter den gebackenen Bohnen hart und kalt werden? Frühstück ist eigentlich eine Mahlzeit wie alle anderen. Es gibt keinen Grund für eine Unterscheidung. Also ich trinke keinen Kaffee. Ich trinke nur Fanta.

Die faschistische Cola, sagt Res, und sie ist leise, diese erste Entgegnung, die sie gewähren lässt.

Du kennst dich mit Fanta aus!

Frances schlägt auf den Tisch. Die Brillen vibrieren.

Aber die erste, die Fanta, die im faschistischen

Deutschland getrunken wurde, die ist mit Molke gewesen. Also die gibt es heute gar nicht mehr. Ich trinke natürlich die italienische, die klare Nachkriegsfanta. Ich habe doch auch italienische Vorfahren.

Frances Scott drückt ihre nicht aufgerauchte Zigarette am roten Rand eines weißen Platztellers aus, der nur Sekunden später von Händen abgeräumt wird, die ihn durch eine silberne Schale ersetzen. Res bekommt ihr Getränk, gelb sprudelnd in einem Glas wie eine Tulpenvase, die über einen Teller ragt mit drei Eiern, die dampfen, als würden sie noch in ihnen brennen, die Embryonen nicht gewollter Hühner, als würden sie jetzt gerade aus der Speise herausdampfen.

Wirst du das aufschreiben, fragt Frances Scott.

Was?

Dass wir Fanta trinken.

Sie sehen sich in die Augen, zögern, heben dann die langen Tulpenvasen hoch, stoßen sie zusammen.

Es klirrt so feierlich. Ob man jetzt aufstehen müsse. Um etwas zu sagen? Sie sehen zum Schiedsrichterstuhl in Emeraldgrün, draußen vor dem Restaurant. Sie sehen da hin, warten, aber sehen kein Zeichen, sie können sitzen bleiben.

Ich dachte, das hier, sagt Res. Also ich dachte, wir seien unter uns.

Und Frances Scott lacht. Ein bisschen zu laut, aber niemand stört sich daran. Niemanden hält es davon ab, sie weiter mit aufgeklapptem Handy zu kleinen hochkantigen Fotos zu machen, die später zu Stickern werden in Panini-Alben und Schulheften.

Frances' Leben zersplittert in Clips und Bildchen. Es liegt in Schubladen neben Schrauben und Batterien, ihr

Leben wird verkauft nach Mexiko und Brasilien. Eines Tages will sie es zurückfordern für ein Archiv und jährlich wechselnde Ausstellungen.

Ruhm ist, wenn alle andern dafür sorgen, dass dein Leben nicht verrinnt. Frances Scott kann sich zurücklehnen, einen ihrer imprägnierten Wanderstiefel auf den Rand des silbernen Tisches auflegen.

Seit meinem ersten Album bin ich nicht mehr allein. Alles, was ich sage, mache, gehört nicht mehr mir, sondern Frances Scott. Einer Marke. Einer Erzählung für andere. Your company ist eine Firma. Mir gehört viel, aber ich gehöre allen.

Sie nimmt den langstieligen Löffel, taucht ihn in dicke Milch, in der die noch hartleibigen Cornflakes schwimmen. Der Löffel hebt sie zu ihrem Mund, sie gehen über dessen volle Unterlippe, die so trocken scheint, leicht aufgeplatzt, dass die Milch sich wie Salbe über sie legt. Sie nährt, wie ein kleines Kalb.

Und Res darf das nicht, auf diese Lippe starren, bestimmt nicht, sie heftet ihren Blick besser an die Cornflakes, als könnte sie sich an ihnen festhalten, wie an einem Bodyboard über Frances' Zunge gleiten, um von ihren Zähnen zerstampft zu werden, zu kleinsten Teilen, die, ummantelt von sorgender Milch, ihren Rachen runterfließen, durch das dichte Rosa in ihren Magen, um dort in noch kleineren Teilen endlich zu Frances zu werden.

Zu ihrem Fleisch und Blut.

Ihrem angesehenen Leben.

Res rutscht mit dem Stuhl zurück. Legt einen ihrer weißen Tennisschuhe auf den Rand des silbernen Tisches und sieht, wie der Popstar seinen Arm aufstellt, den Zeigefinger lang macht, wie ein Scheibenwischer vor Res' Augen, ihn von links nach rechts gehen lässt.

Sie haben ihre Köpfe zu drehen, gemeinsam zum Fenster, und da ist es.

Das Nein vom Schiedsrichterstuhl.

Res darf ihre Schuhe nicht am Tisch auflegen.

Das Rot der Wände schießt in ihre Wangen.

Aber Frances sagt, sie solle sich keine Sorgen machen. Den Fehler machten alle am Anfang.

Alle denken, mich zu treffen, würde sie zu einem Teil von mir machen, als wären sie eine Tablette, die in meinem Wasser aufgelöst werden kann.

Res ist, als hätte ein Scheinwerfer sie angestrahlt. Der runde Tisch scheint länger zu werden, zu einer Strecke, Straße, die Markierungen sind gelbe Cornflakes. Ein endloses Laufband surrt, summt.

Es läuft Track 5.

Wirklich, sagt Frances, ihre Hand ausstreckend. Mach dir keine Gedanken. Es ist normal. Ich weiß das vorher. Immer. Und du machst das doch auch beruflich. Dich für berühmte Menschen interessieren. Oder?

Sie hält inne.

Warum, frage ich mich?

Frances grinst, wie eine Schülerin mit Zahnspange.

Also, am liebsten wolle sie jetzt gehen, sagt Res. Wirklich, danke für die Einladung. Chance. Aber – sie nimmt ihre Brille, schiebt sich die Bügel auf die Ohren, will auch ihren Ledermantel nehmen, aber Frances bleibt ganz in sich zurückgelehnt. Sie habe ihre Eier doch noch nicht mal angerührt. Die solle sie wirklich probieren. Die seien fantastisch hier.

Res' verengter Blick auf einen weißen Teller. Drei

noch immer dampfende Spiegeleier. Orange Knöpfe, wie Buzzer in einer Spielshow, glänzend rund und dick. Res hebt ihre Rechte, drückt sie auf das Eigelb.

Es ist heiß und hart, sie zerdrückt es in sengende Blasen zwischen ihren Fingern. Ich esse keine Eier, sagt sie, zerdrückt das zweite, dritte, und Tennisbälle fliegen gegen die Scheibe, wie Vögel, mit dem Genick zuerst hinterlassen sie einen Fettfleck, während ihr leicht fedriger Körper am Glas hinabgleitet, um Schlieren malend auf den Asphalt aufzustoßen, auf dem er dann aufbricht, in zwei genau gleich große Schalen.

Von außen gefilzte Bälle, leuchten neongelb.

Ich hasse Eier.

Setz dich bitte, Res, sagt Frances leise.

Bitte setz dich.

Und dann sieht sich Res sich mit Frances unterhalten, aus Schalen essend, sieht, wie sie gemeinsam lachen. Aber sie steht nicht mehr neben sich, kann sich nicht mehr hören, weiß nicht, was sie sagt, muss glauben, dass sie eine gute Zeit hat, denn greifen kann sie sie nicht. Sie vertraut der Musik, Track 5, der die Szenerie nun zudeckt wie Daunen, aufgeschlagen von sachter Besen-Drum scheint die Stimmung fluffig, mondän, alles geht voran, immer weiter, da ist eine Leitung, Spannung, zu der ihr der Zugang fehlt. Je mehr sie sich anstrengt, umso schwächer wird sie. Verblasst. Verschwimmt, als hätte sie Wasser in den Augen, Ohren, dumpf, entziehen sich ihr die Bilder, das rote Restaurant, die zerquetschten Eier und Ballschalen werden eine schwülwarm tropfende Welt, der sie nur weiter beiwohnen will. Sie sehnt sich nach einem ledernen Mantel und einem Pyjama in Heinz-Ketchup-Rot. Einem Tartan-Schal! Aber ihre vor Fett triefende Begierde kann nicht mehr gestillt werden, sie wird zurückgezogen, wie ein Hund festgehalten.

Den schon angeleckten Bacon darf er nicht essen.

Nicht reinbeißen.

Der ist nicht für dich.

Aus!

Etwas läuft ihr aus den Lefzen, dickflüssiger Speichel, sein bauchiges Ende schwingt wie ein Bungeeseil, reißt es, macht es ihr die Pfoten nass, aber ablecken wird sie sie nicht können, ihr fehlt die Gewalt. Sie hängt ganz hinten im Kopf des Köters, ist nicht ausführend, sondern wurde ausgeführt an einem Halsband, das ihr die Adamsfrucht leicht würgend zurückzieht.

Auf leerem Magen hängt sie brummend an viel zu kurzer Leine, während Frances und ihr Körper wie losgelöst das Restaurant verlassen.

Sie sieht sich gehen.

Und keinen Weg, sich zu folgen.

Blendend unterhalten sich Frances und Res, an Flachbauten entlang laufen sie – Res trägt den Mantel geöffnet, gestikuliert mit den Händen – an einer Reinigung vorbei. CRYSTAL CLEANER. Sie will in die Auslage schauen, als erinnerte sie sie an etwas, aber Frances zieht sie weiter, zeigt auf die gegenüberliegende Straßenseite, auf der nichts ist, über Kilometer nichts, nur Sand, aber ein Jahrmarkt, auf dem sie alle stehen, die Menschen, als wären sie vor den Buden entstanden, um dann für Churros mit Zimtsahne anzustehen, weil man Churros mit Zimtsahne nicht sofort essen können darf, muss man sich die Beine in den Bauch stehen, bis man klein genug ist, um so unvernünftig zu sein, dass man Churros mit Zimtsahne wirklich essen, ja für sie über die Straße rennen will, wie Frances und Res, die sich an den Händen halten und ihre Zungen rausstrecken, nur noch Millimeter, bis sie die Sahne erreichen, nach ihr lecken, aber schon zwei Lidschläge später ist sie weg.

In einer Achterbahn spiegeln sich ihre Körper schreiend auf heißen Plastiksitzen. Bis Frances, auf Sand kniend, Autogramme gibt, auf Bäuchen über so weiten Hosen, die wie Folie rascheln, während die Klapphandys wieder Fotos schießen, die durch kleinste Drucker so schnell zu Stickern werden, die Hefte bekleben, in die das coole S geschrieben steht: zweimal sechs Striche verbunden.

Gekrakelte Briefe enden in Prozenten maximaler Durchschlagskraft, die Res erreicht, als sie den Power Punch schlägt und Frances ihre Zuckerwatte hält.

Für Sekunden.

Pinkrosa Bausch neben Frances Scotts Kopf in einem Licht wie durchflossen von Fanta.

Eine Sonnenbrille aussuchen, so grün wie ein Frosch, aber aus Kunststoff, wie auch dieser Baumstamm aus Kunststoff ist, der ein kleiner Wagen sein soll, aber aussieht wie eine verschorfte Wunde, in die Frances und Res dann einsteigen, um in einen Berg gezogen zu werden, eine Grotte, in der sie erschreckt werden von allem, was unheimlich ist. Hässlich. Männer verwitterten Alters mit langen gelbstichigen Bärten, deren offene Schuhe das Gegengewicht zum offenen Rucksack geben. Keine ihrer Bewegungen fließt. Alles eitert und stockt, einzig um den ewigen Mädchen in dieser gottlosen Kälte mit faulendem Atem zu nahe zu kommen.

Frances und Res schließen die Augen.

Da gibt sich das falsche Holz einen Ruck und fährt weiter.

Stockwerke lassen sie sich emporschießen in einem Aufzug wie eine Getränkedose. Aluminium ohne Logo und Inhaltsangabe. Ein autonomer Zug, der aufwärts rauscht, seine Türen an den Stationen selbstständig öffnet und schließt, so geräuschlos wie präzise, wissend um seine Aufgabe, wartet er. Kurz. Nimmt wahr, ob doch noch jemand einsteigen will, zuckt im Schließen noch einmal prüfend zurück, dann legt er seine Türen zusammen wie ein Kuvert. Jederzeit hat er die Macht, auszuschließen, zu zerquetschen und zu zerschneiden. Einmal in der Mitte durch.

Mit stählerner Kraft.

Auf dem Display der Industriemaschine verschwimmen die Etagen zu Hieroglyphen. Res lässt sich auf den Boden gleiten. Ihre Arme vor dem Bauch verschränkt. Das Gesicht im kalten Stahllicht blass.

Frances, hinter der grünen Sonnenbrille, sagt nichts, sieht runter auf Res, die ihren Kopf gegen eine Wand ohne Schweißnaht lehnt, als wäre sie um sie herumgewachsen, als gäbe es sie nur, um Frances und Res in diesem ortlosen Schacht hygienisch emporzuschießen. Weiße Funken zu sprühen.

Niemand soll ihnen folgen können. Höher und höher.

Im Abstand zu allem spiegeln sich Res' um die Knöchel geschnürte Tennisschuhe Sohle an Sohle im Boden.

Mahagoni, sagt Frances, als die Tür sich öffnet und sie in Wanderstiefeln über eine Oberfläche geht, die glänzt wie ein Flügel. Die Fünfziger, sagt sie, aber ohne sich dabei klaustrophobisch anzufühlen. Also eher Mid-Century als Fünfziger. Ob sie wisse, was sie meine? Dieses Cabin-in-Lake-Tahoe-Gefühl. Holz an Sattgrün zu türkisfarbenem Wasser. Also, wenn man schon in der Stadt sei. In einem Korridor. In dem die Liege geschwungen steht, wie eine Schwalbe im zu nahen Flug über dem Boden. Flaschengrüner Samt vor Stapeln von hochglänzenden Büchern, die mit ihren blauen und grünen Rücken ein Mosaik ergeben, als hätte man eine Vase zerschlagen. Pflanzen scheinen zwischen ihnen zu ranken, aber da sind keine Pflanzen in Frances' Flur, da ist nur das leise Geräusch des Leders, als Res ihren über den Arm gefalteten Mantel vor den Bauch presst, in dieser Sonne, die durch die mit weißem Leinen bespannten Wände zu fallen scheint auf Res' Hüften und Beine, die gewölbt sind, wie die hölzerne Vase, an der Frances' Augen entlangfahren. Sie habe nicht gedacht, dass sie wirklich hier wohnen würde, damals, als sie diese Wohnung geplant habe.

Aber jetzt bin ich doch öfter hier.

Sie geht. Streckt ihren Arm aus, und Res streckt ihr ihren entgegen. Greifen tun sie einander nicht, die Hände und Arme, sie verfolgen sich nur, wie Aale, die hintereinanderschwimmen durch diese Ruhe, weit oben über der Stadt.

Mein Musikzimmer, sagt Frances auf einem Boden, so licht, er zerfließt wie Sirup, legt sich zäh um Res' Fesseln, verlangsamt ihre Schritte.

Malzlimonade, sagt Res. Ich trinke gerne Malzlimonade, viel lieber als Fanta. Und Frances verzieht den Mund.

Meine Record Collection, sagt sie auf dem Weg zu einem glänzenden Mahagoniregal. Res schaut an ihm nach oben zur Sonne speienden Dachluke. Müsste es nicht längst dunkel sein?

Eigentlich, sagt Frances, höre ich kein Vinyl. Aber ich mag die Idee, dass wir hier sitzen könnten, gleich, etwas auf diesem Sofa essen, nur eine Kleinigkeit, ein Sandwich aus getoasteter Brioche, ein Krautsalat mit Tempeh? Viel Koriander, viel Ananas und dabei Vinyl hören. Obwohl wir dann doch immer wieder aufstehen müssten, die Platte wenden, wie einen Pfannkuchen. Immer diese Angst vor dem Verbrennen. Aber dieser kurze Moment. Den Tonabnehmer auf das Vinyl auflegen.

Sie faltet die Hände.

Das ist so ein Vibe. Ob sie wisse, was sie meine. Wie eine Zigarette anzuzünden. Am Rad des Feuerzeugs drehen, das Zündholz am Phosphor entlangziehen, Funken sprühen lassen. Glaubst du, dass, wann immer der Aufzug durch den Schacht rast, anderswo eine Flamme aufgeht?

Res zieht es zum Plattenregal, aber der Sirup versüßt allzu deftige Bewegungen. Ihre Fingerspitzen erreichen gerade den Rücken einer kohlschwarzen LP, sie tippeln an der Hülle entlang, tippeln, bis sie nachgibt, ihr in die Hände fällt, die Band im Lichtkegel vor einer Backsteinwand. Die Hände erhoben. Als hätte sie jemand erwischt, ein Helikopter sie mit dem Scheinwerfer in die Sackgasse gezwungen.

Klassiker, sagt Frances über Res' Schulter, ihr Atem nah ihrem Ohr.

Ob sie Pauline Oliveros kenne?

Sie zündet sich eine Zigarette an.

The Wanderer? Gehe so langsam, dass deine Fußsohlen deine Ohren werden. Deep-Listening, flüstert Frances. Neben der Zigarette verbinden kleinste Spuckefäden ihre Lippen, als wollten sie sie zum Schweigen bringen.

Es ist eine blassgrüne Platte. Eine Frau, die in schwer beschnallten Sandalen einen Elefanten reitet.

Ihre Art und Weise, über Musik zu denken. Frances spricht so leise. Ich wünschte, ich könnte sie mir zu eigen machen. So schwer wie die Oliveros auf diesem Elefanten sitzen, diesen Giganten mit geschlossenen Augen kontrollieren. Im Moment des Ritts völlig bei dem berittenen Tier sein. Das ist so selten, sagt Frances. Glaubst du, dass ein Album eine Tür sein kann? Dass wir auf diesem Sofa. Hier. Nichts anderes machen, denken könnten, als nur zu hören. Also durch ein Album in den Raum gehen, in dem es entstand. Wenn die Produktion das zulässt. Musik wird so oft abgedichtet. Weißt du, was ich meine? Zugeschweißt. Man kommt nicht mehr rein, die Musik wird verstellt, aus Hunderten von Tracks, wie ein Labyrinth, so gelegt, dass man nicht herankommt an den Kern. Es sind Äpfel ohne Gehäuse. So gezüchtet, weil wir die Äpfel ja eh essen, ohne je einen Baum daraus werden zu lassen.

Frances wirft die Oliveros-Platte auf einen Konsolentisch, dessen Grün die siebziger Jahre absorbiert.

Aus Deutschland, sagt sie. Chromoxidgrün.

Sie knöpft ihr Pyjama-Oberteil auf, als wäre ihr warm geworden, und Res will die Oliveros-Platte, die von Frances' Beschreibung wie geladen scheint, sie will sie anfassen, wenn sie das nur könnte, wenn sie sie einfach mitnähme, besäße, würde diese Ladung dann auf sie übergehen? Und würde sie sie aufrechterhalten können? Oder würde sie durch ihren Besitz entweichen. Wie Hühner-Embryos aus zischend gekochten Eiern verpuffen, ein letzter Qualm und keine Asche.

Sie streckt die Hand aus, aber schafft es nicht, sich zu der Platte zu beugen, denn Frances' Arm schwimmt wieder, zieht sie durch einen halbrunden Türbogen in das nächste Zimmer.

Lesezimmer, sagt Frances. Und Res' Augen scannen, suchen den Unterschied zum vorangegangenen Raum.

Es ist ein Junge. Er hängt an der Wand. Den Mund geöffnet, die Zunge um einen roten Lolli geschlungen. So nass geleckt, dass er glänzt wie ein Organ am Stiel, gehalten von sandschmutzigen Händen. Tiefer Dreck unter den Fingernägeln. Und das Sweatshirt voller Schatten, wie Landfragmente inmitten blauer und roter Striche. Ein Mondrian auf weißem Sweat, in dem wie Mayonnaise dicken Licht eines Abends im Sommer.

Es ist das Glück. Die angenehme Erschöpfung, sich bewegt zu haben, gegraben, geleckt und gelutscht zu haben in sonnenwarmer Haut. Es hängt hinter Glas über diesem Sofa, dem immer gleichen Sofa, mit dem Konsolentisch davor. Chromoxidgrün.

Wenn sie läse, würde sie das hier tun. Gespreizt gleiten ihre Hände über den Stoff des Sofas. Das Geräusch der Seiten, der Geruch von gedruckter Tinte. Lesen sei so entspannend. Ob sie denn auch lese?

Frances sieht Res an, die im Raum steht, aber nicht reagiert, ihr Brustkorb hebt und senkt sich, ihre Arme hängen, aber berühren den Torso nicht, schwingen kaum wahrnehmbar mit jedem Luftzug.

Ich bin so auch nicht aufgewachsen, sagt Frances. Meine ersten Nächte in New York habe ich in einem Mitsubishi verbracht. Tagsüber Bühne und Babypuder, nachts auf dem Walmart-Parkplatz in die Minute Maid pinkeln. Mit meiner Mutter, die mich zu den Talentwettbewerben gefahren hat. Später bin ich getrampt, mit einer Tanzgruppe und einer Band.

Hey Sista, go Sista.

Ich weiß, sagt Res. Von Syracuse aus.

Buffalo, sagt Frances. Meine Mutter kommt aus Niagara. Sechs Jahre haben wir in der Nähe der Allied Waste Services gewohnt. Mach die Fenster zu, es ist windig. Die Fäule kommt. Das sind die Algorithmen meiner Kindheit. Die Fäule kommt, sagt Frances.

Sie lacht, streckt ihn wieder aus, den Arm, Aal in Res' Richtung, und wieder ist da ein neuer Raum, der aussieht wie der vorherige, mit nur einem Unterschied. Ein Tisch aus Marmor. Es ist ein perfektes Oval.

Hier gibt es Essen. Manchmal. Obwohl ich eigentlich gedacht habe, dass ich diesen Tisch nie nutzen werde. Sieht er nicht aus wie aus einem anderen Leben, einer anderen Zeit? Softe Steinzeit. Als wäre er aus Salweide, als könnte man ihn aus dem Raum blasen. Ich habe gedacht, dass ich am Tresen in der Küche essen werde, oder eben im Bett. Wer isst noch am Esstisch? Nur die Nostalgie. Ein Theater aus Familienaufstellung und Wahlverwandtschaft. Die Küche ist der Ort, an dem der Caterer sein Essen abstellt. Setz dich, sagt Frances, und Res' Ledermantel macht sein Geräusch auf dem Marmor. Ein Stuhl wie zufällig Stuhl geworden, über Jahrtausende von Wasser geschliffen, um unter türkisgrünen Muranoglaskugeln zu stehen. Lampenknospen aus Italien. Aus den sechziger Jahren, sagt Frances. Meine Wohnung ist ein Konglomerat meiner Favorite Centuries.

Und Res sitzt. Die Unterarme auf kaltem Stein, die Augen auf Höhe eines warmdrahtigen Oberkörpers zwischen den Hälften eines ketchuproten Pyjamas.

Ich meine, es ist doch so, wenn ich esse, dann bestelle ich auch Tennissocken, sagt Frances. Aus Baumwolle. China. Essential. Clean. Aber wenn ich nicht schlafen kann, nachts, dann koche ich Milch.

Wusstest du, dass die aus Wolle besteht? Albumine sind Proteine, die wie Wollknäule zusammengeknotet sind, aber in Hitze lösen sie sich auf, schwimmen nach oben, suchen einander und verstricken sich zu einer Decke, die Milch und Wasserdampf abdecken will, aber Milch und Wasserdampf wissen sich zu wehren, werfen Blasen in der Decke, blähen sie zu Kissen, die platzen. Trinkst du Milch?

Res nimmt die Arme vom Marmor, der sich erhitzt zu haben scheint, ihr die Haut ansengt, wie die Zigarette auf dem Schulhof, zu lange fasziniert am Rand der Kunstlederjacke gehalten. Die Löcher. Sie ausklopfen. Amors stählernen Pfeil durchstecken. Und Frances zielt in die Küche. Unter braunem Gebälk steht ein Spülstein.

Darüber, sehe das nicht aus wie ein Fenster?

Es sei aber eine Videoinstallation. Kirschblüten aus dem Nishi Park in Fukuoka. Sie habe es selbst gedreht, das Video, und dann hier aufgehängt, das Ende ihrer Tour in Japan. *Shot on iPhone.* Hängt in einer Endlosschleife. Frances stellt sich davor, als würde Res ein Foto davon machen wollen, um es dann wieder aufzuhängen, als Plakat in den großen Städten, unten in den U-Bahn-Schächten, gegenüber der sich Heroin spritzenden Sopran-Saxophonistin, da könnte Frances hängen mit ihrer Küche, in der Frühling ist, Frühling forever in Japan, in New York, und Coltranes *My Favorite Things* würde darüber hinwegspielen, immer und immer wieder angefangen, nie zu Ende, während die U-Bahnen einschössen vor einem Foto von einem Video.

Ganz oben im Schacht wäre ganz unten im Schacht.

Alles lässt sich unendlich verdrehen, ohne verdreht zu sein.

Wer behält den Überblick?

Der Wohnung liegt die Idee zugrunde, immer draußen zu sein, sagt Frances. Denn das wirkliche Draußen sei ihr eine Anstrengung. Aufführung. Und gutes Wetter nur ein weiterer Druck, rauszugehen, sich aufzuführen, sie wolle diesen Druck nicht, wolle eigentlich gar keinen Druck mehr. Ihr ganzes Leben sei ein Druck gewesen. Sie müsse so flach sein wie eine Elongated Coin.

Ich bin eine Souvenir-Pressung, sagt sie neben glänzenden Kupferarmaturen, die sich durch die Möbel bohren wie Periskope.

Wer beobachtet sie von unten, in diesem Humusboden unter der grünen Küche, welches Leben käfert dort herum, welche Zwerge wichteln und dienen ihr? Nicht ein Fingerabdruck, kein Rand eines getrockneten Tropfens, nicht eine benutzte Schüssel, kein Topf mit Kruste. Die Küche ist ein Glanz. Beinahe wohnt Frances digital.

Zum Badezimmer führt eine Tür aus tannengrün lackiertem Holz. Dahinter sei ein Vorratsraum gewesen. Sie habe die Regale und Wände herausnehmen lassen, nun sei es ein Raum wie ein Korb, die Wände bespannt mit geflochtenem Halfagras, auf dem ein Spiegeloval vor einem Spiegelquadrat sitzt, über einem Waschtisch aus braunem Marmor. Eine Schnecke scheint darüber zu kriechen, aber sie ist aus Ton. Verharrt stumm in nur dargestellter Bewegung.

Eigentlich habe sie Angst vor Schnecken. Stell dir vor, du isst Salat, und das Blatt, das du isst, wird parallel auch von einer Schnecke gegessen, die du dann isst. Frances streckt die Zunge raus. Geschwüre und Geschwülste, Käfer und Larven. Im nach Herbst riechenden Kleinstleben kribbeln die Nerven. Sie will das nicht.

Seife kann man hineinlegen, sagt Res, den Panzer der Schnecke in der Hand.

Ja, Seife hineinlegen und sie dann vergessen wie Kleidung in der Reinigung. Wusstest du, dass die Archive haben für nicht abgeholte Stücke? Brautkleider werden so oft nicht abgeholt. Man vergisst sie, weil sie einen vergessen, nachdem ihnen jede Erinnerung aus den Fasern gepresst wurde. Ich hab mal in der Reinigung gearbeitet, sagt Frances, drückt ihre Zigarette im Panzer der Schnecke aus. Und stieläugig erwartet Res den ersten Fingerabdruck auf der Hochglanzfotografie, aber die Schnecke löscht ohne Rückstände.

Hängen in vielen Städten Bühnenoutfits von dir, an die du dich nicht mehr erinnern kannst? Frances hält den Kopf schief.

Die Badewanne, sagt sie, ist Europäerin. Wie du. Sie kommt aber aus der Schweiz. Sieht aus wie eine Nuss. Oder eher eine halbe Nuss? Nussschokolade. Gerade dem Papier entschlüpft. Es ist eine Ocean Shell aus japanischer Eibe. Frances klopft auf das Holz, lächelt und wirft sich dann seitwärts hinein, als wäre die Wanne nachgiebig, ein Vogelnest, sie rutscht darin herab, wird immer kleiner, liegt wie ein toter Falke, die Flügel ausgebreitet, den Kopf zur Seite, aber die stechend gelben Augen noch immer geöffnet.

Wenn sie hier liege, tief in der Ocean Shell, fühle sie sich wie der Däumling. Ihre Mutter habe doch auch tschechische Vorfahren. Ob sie sich das vorstellen könne? Wie das Wasser auf sie niederprassele, abpralle an ihrem gefetteten Gefieder, bis ihr eine Melodie einfalle. Sie summt die Hook eines Hits. Ihres Songs. So für sich selbst bekannt, dass es Res schwerfällt, ihn Frances zuzuordnen, diesem kleinen Körper, wie er da liegt. Beinahe reglos in der Badewanne. Toter Greifvogel in der Ocean Shell.

Sie sieht den Hit in Stadien voller Turnschuhe, die auf bierbekleckertem Beton seinen Rhythmus zu Bodenwellen stampfen, die in Brasilien wie in Frankreich in den Burger-Restaurants branden, neben Zapfhähnen zucken Brasilianerinnen wie Französinnen hündisch mit den Schultern, weil sie ihnen nicht gefällt, die Musik, die leise in ihrem weiß-roten Burger-Papier knistert und die Spannung hält in Seoul zwischen hängenden Lampions über dem Laminat eines Jugendclubs, in dem alle Münder offen stehen, wie auch Res' Mund offen stand im ultravioletten Licht an seiner Hook hängend, immer noch mehr tschechisches Bier schluckend, um die Grenzen zwischen ihrem und einem anderen Körper aufzulösen. Wie kann das Frances' Song gewesen sein? Damals schon und jetzt gerade. In heißen Autoradios und auf Laufbändern vor Spiegelwänden. Wie können sich Fantasien durch Zeit und Raum spannen, ihren Ursprung verlieren und dennoch einen haben? Ist Frances so groß oder das Myzel der Menschen so klein?

Res hält sich an dem chromfarbenen Rohr fest, das neben der Holzwanne aus dem Boden geht.

Beim Laufen fallen mir auch oft Melodien ein. In Los Angeles höre man die eigenen Schritte noch vor Sonnenaufgang. Eigentlich seien sie das Erste, was man höre, oder das Zweite, Dritte, nach Highway und Radio, also der Musik der Konkurrentinnen, die ihr wie ein Schlüssel ins Schloss gesteckt würden, während sie noch im Stau stehe, auf dem Weg zum Hike im Sonnenaufgang, bis zum Bauch in Schweiß aufsaugendem Lycra, als würden sie einen verschlingen wollen, die Leggins, wie ein Fischschwanz, der den Körper einer Jungfrau frisst.

Frances legt ihr Kinn über gefalteten Händen auf dem Badewannenrand auf.

Man muss immer nass bleiben, geschmeidig.

Darf sich nicht verbrennen lassen. Das Wasser ist knapp. In Kalifornien sowieso. Deswegen Hiken gehen, durch gesprengtes Grün, den Billboards und Radios davonlaufen, um seine eigenen Schritte zu hören, sie zu Melodien zu machen, in einer Wut, die später wieder von Billboards und Radios hallt, um andere zum Hiken zu bringen. Das ist, was alles am Laufen hält, sagt Frances, und Res beugt sich zu ihr vor.

Sieht ihr in die Augen. Hellgrün zu Braun und Dunkelgrün, ein nicht klar voneinander abzugrenzendes Spektral über diesen Pyjamabeinen so eng aneinander.

Ich würde so gern Pauline Oliveros mit dir hören.

Sie hält die Füße wie eine Flosse.

Ich hab mir *The Wanderer* noch nie angehört.

Frances und Res halten sich, auf einem Bett sitzend, werden sie emporgearbeitet von Funken sprühenden Hydrauliken, beleuchtet von einem Display, das sein blasses Licht in diesen Raum wirft, in dem Frances und Res nichts sagen, während Schreie über sie hinweggleiten, wie von Mardern, Affen, gellenden Tieren. Seltsam echt, aber falsch. Ein digitaler Dschungel vermischt sich zu einem so hohen, tropfenden Ton, der den Raum verschiebt, so hoch, dass Res die Augen schließt, in höchste Höhen und noch viel höher. Sphären, in denen Suchsignale nacheinander tasten.

Wie lang sind Töne, können sie einander berühren, wenn sie noch länger, höher werden, oder reißen sie, platzen wie Blasen aneinander vorbei.

Surrend zieht sich etwas an Res' Armen und Beinen fest, saugt an ihr, noch fester, drückt ihr den Blutfluss ab, bis die Sopranistin singt.

Un bel dì, vedremo.

Eine Arie kurz vor der Heliopause.

Sehnsucht in Endlosschleife.

Die Voyager auf dem Weg in den interstellaren Raum.

Der Arm der Menschheit streckt sich aus, wird immer länger, reicht eine mit Uran und Hoffnung bestrichene Schallplatte, auf dass ein Anderer, in einem fernen Sonnensystem, den Zerfall ihrer Isotope berechne, die Zehntausende von Jahren unserer Zeit, die vergangen sind, erkenne und unsere Bilder sehe:

Die DNA des Menschen.

Eine Baumkröte in einer Hand.

Ein Fisch auf einem Grill.

Ein Zug mit der Angabe: 12 Meter.

Die Demonstration des Leckens von Eis und eine stillende Frau.

Ein Gruß in 55 Sprachen gipfelt in einem Satz:

We are attempting to survive our time so we may live into yours.

Res' Augen sind weit aufgerissen, glatt und bunt, zwei Fernseher. Mehr kann nicht gesendet werden.

Un bel dì, vedremo.

Durch Frances' Augen grieselt der Schnee.

Wir sind Butterflies, denkt Res. Der Schluss rauscht, kommt weiß gellend immer näher, führt sich surrend in ihre Ohren ein, um feinstes Flimmerhaar aus den Röhren zu schneiden, wählt sich in das Internet ein, demoduliert mit 56K zu einem Fiepen.

Dröhnen.

Res versucht, Frances zu halten, aber verliert sie an das plötzliche Licht einer Schneelandschaft. Ein Bildschirm so groß wie das Bett, auf dem Skier rauschen wie Messer, schneiden Frances' schwaches Bild gleißend aus dem Raum. So lautstark angefeuert von Männerstimmen. In Helligkeit und Krach bohren sie sich mit langem Dübel in Res' Sehnerv. Lassen etwas aus ihrer Nase tropfen, wie Sirup zäh. Sie leckt sich über die Lippen. Malzlimonade. Wusste sie es doch. Aber alle Frequenzen sind belegt, der Schall ist zu dick, schwer, Res kann zwar ihren Mund, nicht aber ihre Stimmbänder bewegen. Schweiß tritt ihr aus dem Nacken, während sie immer wieder die bekannten Muskelgruppen anwählt, aber da ist kein Anschluss unter dieser Nummer.

Dieses stetige Fiepen. Knacken im Ohr, als spannte sie den Kiefer, aber rufe doch ein Faxgerät an. Immer wieder.

Stahl über hartem Schnee.

Sie hat sie doch gekannt, die Nummer, brauchte sie nie ablesen, einspeichern. Das weiß man doch. In einem weißen Herrenhemd. Wenn man sie nachts weckt. Das Blitzen. Wie aus der Pistole geschossen. Und am Frühstückstisch das Glas heben. Das ist der Rede nicht wert. Aber jetzt. Lässt sich nichts mehr sagen, heben, weder Glas noch Stimme.

Ich dachte, oben wird alles leichter, liest man gelb untertitelt unter Res' Lippen.

Wir bemühten uns, unsere Zeit zu überdauern, auf dass wir auch in Ihrer weiterleben können.

Könnten?

Hallo?

Ihr Handgelenk zittert.

Ächzt.

Es ist eine Hydraulik kurz vor ihrem Ende.

Der ganze Raum, eines Tages wird er, Funken sprühend, fallen, wie ein Glas zu Boden in tausend Scherben.

Res schreit in einer Panik, die niemand hört.

Im Badezimmer rauscht das Wasser in die Eibenholzwanne. Res sitzt. Ihre Unterschenkel wippen im Schatten des Marmortischs, der wie ein Surfbrett vor ihrem T-Shirt steht. Der Druck platzt auf. Vier Frauen werden zum Mosaik. Während sie nackt die Abbey Road überqueren, quillt ihnen ausgewaschener Stoff durch die Fugen.

Da sind Schalen neben lachsfarbenen Servietten und Silberbesteck. Kalte Milch vor Blumen, die aus einer Vase explodieren in Pink, Rot und Violett. Paradise Vibes, flüstern Res' steife Lippen, während die Blumen die Aufmerksamkeit des Raumes auf sich ziehen, sie bündeln in all ihren Farben, dem Rest bleibt nur das Weiß der unendlichen Korridore, wenn deren Türen aufgehen, dieses göttliche Strahlen dahinter, ein sonorer Ton, wie ein E-Mobil, das langsam um die Kurve geht, ein Computer, der sich aus tief traumlosem Schlaf hochfährt.

Das leisen Flappen von Res' Beinen.

Eine der Türen zur Küche steht offen, zeigt eine gelbe Leiter. In einer steinernen Schale wurden Mandarinen zurückgelassen. Mit dichten Blättern in Smaragdgrün. Die Person, die das Frühstück zubereitet hat, ist dahinter verschwunden. Man sah sie nicht, sieht sie nicht, wird sie nie sehen. Sie reist durch eine Zwischenwelt aus weißen Vans, Fluren und verschlossenen Türen. Dahinter liegt der Alltag der anderen. Es ist ihr Alltag, ihn zu erledigen. Das Leben zu ermöglichen für die Streams und Silverscreens. Sie arrangiert die Produkte aus den Supermärkten in meterhohen Regalen, dekoriert sie so, dass sie ihre Begehrlichkeit nicht verlieren, das Einkaufserlebnis muss immer bleiben, auch hinter der Vorratstür darf kein Gegenstand den Reiz des Neuen verlieren.

Frances besitzt Besitz, der noch nicht besessen ist, der weiter buhlt, wie die Cornflakes-Packungen im Vorratsraum, deren Hühner zu Hunderten den Werbejingle zu gackern scheinen, wenn sie im Vorbeigehen zu einem Daumenkino vom Gang im Supermarkt verwischen.

Nichts wird je verbraucht, alles immer ersetzt.

Res sitzt, aber schwingt mit den Knien. Ist eine Stimmgabel. Wartet auf Frances, die ein Handtuch auf dem Kopf trägt, sich im Gehen eine Zigarette anzündet, Fuß vor Fuß setzt sie, als würde sie Seillaufen.

Auf den Augen hat sich die Wärme des Raumes abgelegt, und Res sieht doppelt. Sieht die Frau, die bekannt ist, und die Frau, die ihr bekannt ist. In den immer gleichen Handlungen. Die große, blaue Brille ist neben die Serviette zu legen. Sie hebt die Zeitung hoch, direkt vor den Blumen.

Setzt die Brille kurz wieder auf, raucht, und aus den Cornflakes scheint die Sonne.

Sie essen an diesem Tisch, wie Tennisspielerinnen, jede in ihrer Service Box, und vor ihnen die silbernen Schalen und Schläger. Sie essen die kleinen Bälle, heben sie durch das weiße Licht, das nun scheinbar auch aus Res zu leuchten scheint, an diesem Morgen, zwischen noch unberührten Zigaretten und namenlosen Blumen, trinkt sie Fanta zu Kaffee, hören sie Frances' linken Arm auf der Tischplatte aufschlagen.

Die verletzliche Innenseite. Hellblaue Tätowierung auf papierner Haut.

The Earth Dies Screaming.

Buchstaben, die ihre Farbe direkt aus den Adern zu saugen scheinen, verlaufen den Arm entlang. Mit dem Zeigefinger fährt Res darüber.

Der Film von 1964, sagt sie und schaut Frances an, deren Blick entgleitet.

Oder das Atari-Spiel von 83?

Frances zieht den Arm zurück, löffelt energisch.

Zwei Milchtropfen auf dem Marmor.

Es ist der Tom-Waits-Song.

Res nickt etwas zu eilig.

Natürlich. Von dem *Bone-Machin*e-Album, 1992.

Ein Zug an der Zigarette verengt Frances' Augen.

Nein, sagt Res, der Titel war Präteritum. *The Earth Died Screaming*. Oder ohne Artikel? *Earth Died Screaming,* ich weiß, ich weiß.

Sie versucht mit dem Marmorstuhl vorzurutschen, aber es gelingt ihr nicht, der Stein klebt, brennt an ihren Oberschenkeln, hastig trinkt sie einen Schluck Fanta. Lächelt Frances an. Ist eine servile Nachbarin, über den Busch hinweg sieht sie eine Nachbarschaft niedriger Häuser. In all dieser Vorortsruhe. Aber ihre Unterschenkel schwingen, wippen. Schneller.

Frances lehnt sich zurück.

Ihre Arme gehen über Kreuz.

Hast du noch Zeit, fragt sie.

Ich muss dir etwas zeigen.

Sie hat eine braune Pelzjacke über den roten Pyjama gezogen und sieht aus wie ein Bär, barfuß, stehend im Licht des Scheinwerfers, das auf den von Buschwerk gesäumten Parkplatz fällt, nur um ihn aufzusprengen in Reste gelber Markierungen, die die Wege in Hunderte leere Parklücken weisen.

Res öffnet die Bänder ihrer Tennisschuhe.

Der Asphalt ist noch warm. Wie damals. Hinter den Stränden und Sträuchern, als man das Auto noch neben dem Handtuch abstellte, um die Klimaanlage laufen zu lassen, während man sich vom silbernen Sonnenreflektor das Gesicht glasieren ließ. Braun, wie die Soda, deren kalte Dose erst an den Schläfen entlanggerollt wurde, bevor sie einem als Zuckererguss über die Schenkel ging, um im sterilen Klimawind Haar mit Haut zu vernähen.

Man war nicht in den Ferien, wenn man nicht niesend in der Sonne saß und winkte, wenn die Nachbarn mit dem Auto vorbeifuhren. Muschelketten um die Reifen, damit sie noch leichter glitten.

Wie süß.

Die müssen wir uns auch noch kaufen, sagten sich die Urlaubenden von Handtuch zu Handtuch, und Wellen brachen sich. *From bikes to trains to video games.* Auf dem einzig anderen parkenden Auto steht POLICE. Und Frances zuckt mit den Schultern.

Das ist nur Abschreckung. Niemand kommt hierher. Niemand weiß davon. Sie drückt auf den Funkschlüssel, und ihr Auto macht gellende Geräusche, die wie ein Reh verschreckt, Haken schlagend, über den Parkplatz fliehen. Res schaut ihnen hinterher. Könnte das Polizeiauto etwas bemerkt, Wind bekommen haben, seine

Scheinwerfer wie Augen öffnen und sein helles Blickfeld auf Frances und Res werfen, wie sie über den Parkplatz gehen. Langsam. Mit dem Rücken zum Vehikel, barfuß und beinahe Hand in Hand, berühren sich aber doch nicht, schreiten durch die Flutlichter, angezogen von dem Flachgebäude, an dessen Fassade Farben entlanglaufen, die sich in einem Giebel treffen, hinter dem man ein Spitzdach vermuten würde, aber da ist kein Spitzdach, hinter dem Giebel ist alles eben. Leer, wie die Umrisse der abmontierten Buchstaben darunter. Sie bildeten den Schriftzug eines Spielwarenladens, den Frances und Res vermissen wie Softeis.

Braune Spritztüteneisspitze. Gerade noch weich und heiß, und mit einem Mal so kalt und starr, dass es knackt, wenn die Zähne sie zerbeißen.

In vier von fünfzig Staaten ist Softeis verboten, weil eine Schwangere daran starb. Frances hat einen Song darüber geschrieben. *Mister Softee.* War sie das nicht, noch vor Tagen, die das gelesen hatte? *So often licked, but never beaten.* In roséfarbener Bettwäsche, alles über Frances, 60 DIN-A4-Seiten Internet mit Links und Werbung auf Yellow Legal Pad, war sie das nicht, fragt Res so seltsam vor sich her, während sie hinter blindem Plexiglas verschwindet, dorthin, wo sie sich stapeln, die abgehängten Buchstaben als länglich bauchige Formen wie Darmschlingen.

Das R müsse sie sich doch mitnehmen, Frances hält einen der Buchstaben hoch.

Wie leicht sie seien, sagt sie noch, da zerfällt er krachend. Und in Res fährt die Angst. Wird sich etwas regen. Auf dem Parkplatz. Dem riesenhaft gleißenden Stadion ohne Spieler. Sch, macht Res und hält den Laut mit dem Finger vor den Lippen, als könnte sie den Parkplatz wie ein Baby beruhigen. Sanft. In den Schlaf wiegen. Wir haben nicht gestört. Nichts kaputt gemacht.

Sch.

Frances sieht in blutüberströmte Hände. Streckt ihre Zunge raus, leckt rau über die Wunde. Ein immer gleich klatschendes Geräusch. Ein Bär, der hastig aus seinem Napf trinkt. Hinter einer Eingangstür mit dem flachen Schlitz, der den Blick freigibt auf den Zeitungs-Boy, auf metallenem Fahrrad in den gleichmäßig flachen Gärten Suburbias. Frances leckt. Und Res will das nicht mehr. Schüttelt den Kopf. Kneift die Augen zusammen.

Schwarz.

Frances zieht zwei Taschenlampen aus ihrer Jacke. Eine ist babyblau, die andere babyrosa. Mit der Schulter lehnt sie sich gegen die braun gefasste Tür, und der Flachbau gibt nach, als wäre es 1994.

Frances und Res stehen im velourigen Torluftschleier, der sich auf ihre Gesichter legt, so unablässig braun, dass ihre Gesichter sich entspannen, eingerollt in dieser Teppichwärme, die sie nur langsam durchschreiten, aber dann doch viel zu schnell durchschritten haben. Und schon riecht es nach Kautschuk und Vinyl, nach Spielbällen, ihr hoher Innendruck drückt ihnen den Geruch heraus, und Res und Frances atmen tief ein, süßer Plastikdunst, durch den ihr Taschenlampenschein tanzt wie Showlicht.

Über diese Kassen.

Es sind viele, die sich gegenseitig zu jagen, zu drängeln scheinen, Schüler vor der Pausentür, die mit nummerierten Lampen spielen, sie hochwerfen über ihre Kassenköpfe.

Funktionieren die nicht mehr?

Wir nehmen die Taschenlampen, sagt Frances über ihre Schulter zu Res, die etwas sagen will, aber ihr entfährt nur wieder das Sch, sie schluckt seinen Rest herunter, schlängelt sich seitwärts durch verkeilte Kassen, als hätten die sich beim Versuch, zu fliehen, gegenseitig um den Vorsprung bringen wollen.

Frances klettert über die Kassenbänder. Und Res sieht ein Schweißband um ihren Kopf gehen, während sie trocken in die Kamera lächelt, joggend, mit den Fäusten so angewinkelt. Sportlichkeit ist Arglosigkeit.

Wer Sport richtig macht, denkt an nichts als an den nächsten Schritt, verliert sich in Laufgeschwindigkeit. Aber Frances' Lichtschein eilt ihr voraus auf die Industrieregale, bis zur Decke gefüllt mit Knieschonern und Kegeln, zu Stofftieren in Boxen, die durch Zellophanfenster schauen. Eulen in Fell, das ihnen wirr vom Kopf absteht. Die Augen in Angst und Ekel vor dem fremden Körperkleid starren zu Hunderten auf ihresgleichen im Regal gegenüber. Sitzen auf Puzzles mit kleinen Kätzchen, denen Geschenkbänder um die Hälse gehen, possierlich wie Babys in Kohl, kleine Tätzchen, die sich für immer tätscheln in einem von Alpenveilchen durchdrungenen Korb. Auf einer grünen Wiese im Nirgendwo.

Res springt vom Kassenband auf einen mit Glanzbildern bedeckten Boden.

Da sind Katzen, die Trompete spielen, neben Katzen am Kontrabass.

Der Himmel hängt voller Geigen, die Katzen spielen, sagt Res, und Frances verschwindet am Ende des Ganges, aber ihr Lachen bleibt aufgefächert liegen in Glitzer und Tieren auf grauem Linoleum.

Der Teddybär, sagt Res, wurde erfunden, als der Braunbär aus den Wäldern verschwand.

Frances?

Ihr Lachen ist noch immer da.

Res blinzelt, sucht Frances wie eine Schwester auf dem langen Flur, morgens, hoffentlich schlafen sie, hoffentlich werden sie aufwachen, die Eltern, der Schutz des immer ersten Ortes.

Mama?

Frances zieht eine Puppe aus dem Regal. *Fancy Nancy spricht mit dir, wenn du ihre Haare kämmst.* Und im hohen Bogen fliegt Fancy Nancy zu Res. Die Stirnfransen halten. Bleiben eine rundgeföhnte shiny Welle, die sich nicht traut, die Augenbrauen zu berühren.

Fancy Nancys Augen schließen sich, als Res den Karton fängt. Die Puppe liegt wie im Glassarg. Hat tiefschwarze Wimpern. Eine Miniatur des Ponys, die Trauer trägt. Ihr Mund ist geöffnet, ist leichte Platzangst in einem Kleid, das sich verstreut zwischen Blumenmeer und Matrosenkragen.

Stell dir vor, ich kämme dir deine Haare mit einer Bürste so groß wie dein Arm. Mit einer Bürste aus deinem Fleisch, sagt Res.

Frances reagiert nicht.

Stell dir vor. Das wäre jetzt so. Eine Bürste aus deinem Fleisch, sagt Res lauter, leuchtet mit ihrer Taschenlampe in Frances' Gesicht, aber sieht nur Eisbären mit rosa Nasen neben Schwarzen Babys, die auf ihren Kartons versprechen, zu weinen, wenn man ihre diamantenen Nabel drückt.

Frances?

Da ist das Echo ihrer Stimme. Die Puppe fällt ihr aus

den Händen. Sie bückt sich nicht. Sie ruft. Geht ihrem eigenen Ruf hinterher.

Frances?

Sie hat die Puppe im Stich gelassen. Niemand hat je ihre Haare gekämmt, die sie so wohlfeil angeboten hat an ihrem Fenster im Gang, immer in der Hoffnung, dass sich ihrer einer annimmt, wider die Konkurrenz ihrer hundert baugleichen Schwestern und der hundert ihr artverwandten Kängurus, die aufgetürmt zu Pyramiden stehen mit ihren bodenlangen Tollen, die ihnen strähnig über die Augen gehen, feststecken in einem Kopf, halb schief, als wäre er zu lang in der Sonne gewesen, mit diesem Tennisschläger an den immer greifenden Vorderbeinen, die auf dem Ziegelmehlboden erschöpft anschmolzen. Aber in ihrem weißwurschtig runden Bauch bleibt die Vertiefung für den rosafarbenen Herz-Schlüssel, mit dem man etwas im Bauch einschließen kann, nur deswegen ist er doch so rund.

Weißwurschtig.

Frances?

Geheimnisse machen dick.

Wie die weiße Schokolade, die sich nackte Kinder auf einsamen Inseln teilen. Was würde Nancy im Bauch des Kängurus einschließen, könnte sie zu ihm durchdringen, durch seinen Karton, dessen Plastiksichtfenster sich wie Schleim auf das Känguru niedergelegt hat, als hätte er es erstickt, konserviert. *Schließ was ein, es bleibt geheim*, singt ein Chor aus kleinen Mädchen ohne Strümpfe in Matrosenkleidern.

Frances, ruft Res. Und an der Hallendecke zuckt ein Lichtschein.

Res geht ihm entgegen, hört ein Rauschen wie Kufen über Eis. Der Popstar hat seine Füße in Kinderrollschuhe gezwängt. Gelbe Schnürsenkel durch blau-rot-grüne Ösen gezogen. Es ist ein buntes Korsett, in dem sie rast und rollt, als wäre der Boden eine in Res endende Garageneinfahrt. Fast fährt sie sie um, aber fasst ihr dann doch nur an die Schulter. Sie sind ein Team. Schwer bemanntes Eishockey. Die Köpfe hinter Käfiggittern.

Wir sind die Coolsten hier bei McDonald's, flüstert Frances in Res' Ohr.

Und die lacht.

Ich möchte deine Haare mit einer armgroßen Bürste aus deinem Fleisch kämmen, sagt Res.

Frances sieht sie an, schaut auf ihre Lippen, ihren Hals. Sagt: Komm, ich zeig dir was.

Ihre winkende, lockende Hand über Füßen, die jetzt auf Stoppern gehen, eingeklappt wie Liegestühle. Wie unmöglich heiß die wurden, auf der Terrasse im Sommer, auf der sie gezuckerten Eiscafé trank aus gläsernen Karaffen, und dazu die weiße Schokolade aus dem Kühlschrank, auf so dünn ausgewalztem Zinnpapier mit so viel Milch. Trinkt dein Kind nicht mehr an deinen Brüsten, lass es an dem Euter der violetten Kuh sich nähren. Ihr ganzer Körper ein Bluterguss, von den saugenden Maschinen der Fabriken. Wie ihnen die Augen übergehen, in der Angst vor dem fremden Körperkleid. Violette Kühe starren in Hunderte Gesichter so violett wie ihre. *Folge dem weißen Delfin.* Die halbnackten Kinder in der Werbung sind arglos, leben auf der einsamen Insel, turnen so sportlich, lachen, nur um wieder und wieder Schokolade zu essen, wickeln sie aus, und die Schokolade schmiert an ihren Fingern wie Sonnencreme.

Malibu Beach.

Coco Beach.

In einem roten Badeanzug rennen, eine Boje unter dem Arm. Wasser wie aus Folie schlägt knisternde Wellen, bricht sich am Gang in Pink.

Es ist das Schönste, flüstert Frances, so andächtig auf eingeschnürten Füßen über den Boden fahrend, und Res hält sie an der Hüfte. Dass sie das darf. Diese schmale, berühmte Hüfte greifen. Das zu fassen ist, was als Pappaufsteller in jeder Getränkeabteilung steht. Zu Weihnachten im bauchfreien Weihnachtsmannkostüm, zu Ostern mit diesen Fellohren, und immer mit einer Flüssigkeit in der Hand.

Denn mit Frances' nacktem Bauch verkauft man dünne Glasflaschen und feuchte Aluminiumdosen. Nicht zu fest zugreifen, denkt Res. Nicht dass Frances in ihrer Umklammerung verbeult, nur sachte angreifen, niemals reingreifen in die Begehrlichkeit, sich ihr nur anhängen, gemeinsam mit ihr einfahren in den Tunnel aus pinkfarbenen Boxen, in dem alle Puppen eine Bürste aus ihrem Fleisch mitbringen. Sie anbieten, neben sich, aber nie in eigener Reichweite. Mit glänzend weichem Draht festgebunden und in Muschelrelief geprägt, pink, oder so türkis wie der Indische Ozean, der an weißen Schokoladenstränden leckt. *Paradise Vibes.* Ein Schrei von einer Farbe, der so wohl klingt in den Augen. *Sun Jewel.* Heiß auf der Haut, aber kocht sie nicht von den Knochen.

Popstar-Gist, flüstert Frances in den Tunnel hinein, in dem jeder Karton den gleichen sahnigen Schriftzug trägt.

Musst du nicht auch sofort an Britney denken? In ihrem Rolling-Stone-Kinderzimmer, wie sie telefoniert in ihrem Push-up-Bra. Das *B* mit seinen zwei Bäuchen. Wie viele Träume sich darin einschließen lassen. Das Lachen der Sonne über dem grünen Teletubby-Gras. Türkise Wasserfontänen in der Mall und unendliche Eiswürfel, die wie Juwelen aus der Maschine fallen. Glitzern.

Diese Buchstaben habe ich gelesen, bevor ich lesen konnte. Sie sind Begierde, Lust, ich will mich daran festsaugen, in ihnen verschwinden. Guck genau hin, Res.

Ist in dem geschwungenen *B* nicht alles, was du immer wolltest.

B wie

beloved und

beschützt und

bedazzled.

Berühmt.

Bunny Tsukino. Leben in den warmen Rundungen einer Apfeltasche. Applaus mit Apple-Sauce, leicht berührt in heiß-pinkfarbenen Häusern, hinter denen die Sonne untergeht in glänzenden Gewässern, in denen funkelnde Flamingos stehen. Delfine! In Taft und Organza ist der Fuß für den Schuh gemacht. Das ist die Gier. Blonde Locken und braune Beine, deren Schweißnaht mittig sitzt, aber nie schwelt. Sie in den Mund nehmen und reinbeißen. *Woke up like this.* In auf den Körper gebrannter Unterwäsche geht dir dein Name als Logo über Po und Venushügel, während dein Torso Parfum-Flakon wird, er riecht so pudrig, spritzt Wasser aus seiner Krone vor Yachten und Kreuzfahrtschiffen, auf denen nichts als dein Name steht.

In jedem Absatz immer dein Name.

Nichts ist fremd, und nirgends ist Angst.

Denn du bist alle, und die Sehnsucht, die alle eint.

Du bist born translated.

Frances fährt im Kreis um Res herum. Ist das nicht irre, dass alle, nach ihren Einflüssen gefragt, immer Joni sagen, Aretha, Madonna und Janet, vielleicht noch Britney, Beyoncé? Aber niemand traut sich zu sagen: eine Puppe. *To make the whole place shimmer.* Unsterblich wie Plastik, aber mit Sex, aber nicht als Mensch, sondern immer als Puppe, Genuss ist Erdbeersahnejoghurt im Satinwäscheberg, das Telefon an der langen Kordel so eng um die nackten Beine geschnürt, dass die Augen zu groß und zu blau werden, wie mit Wachsmalstiften über einem Herzen von einem Mund gemalt, ein Vexierbild aus Schuld und Unschuld. Wer an meinem Fleisch kaut, hat das ewige Leben. Pink ist mein Leib, der für euch hingegeben wird. Perpetuum mobile für alle zu kaufen, aber für alle unerreichbar. Denn so schnell fällt man aus seiner Form. Sieh dir meine Füße an, wie eingeschnürt sie sind in diesen Rollschuhen.

Die sollten mir doch passen?

Oder?

Wem, wenn nicht mir?

Man verliert sich, sobald man sich hat.

Res starrt in die Reihen aus Puppen, ihre unablässig lachenden Gesichter, ihre dünnen Beine und kleinsten Hände. Sie blinzelt.

In Träumen hat man meistens zu viele oder zu wenige Finger. Ist dir das schon mal aufgefallen?

Frances dreht noch ihren Kopf, da birst das Glas. *From bikes to trains to video games* bricht Krach über sie herein. Glasbruch fliegt wie Eisgeschoss in Eulengesichter, die zerschnitten kein Blut verlieren, lässt die Luft aus Fahrradschläuchen, die in sich zusammensinken, als würden sie im Zuviel von Sonne zergehen. Ein einzelnes Dreirad fährt allein davon, unter wie Raketen fliegenden Kassenbällen, die zerbersten in grobe Zuckerkörner.

Ein Schnee, der auf der Netzhaut brennt.

Ein Riss geht durch ihre Augenbraue. Eine kläffende Wunde, der der Hass auf ihre Halter aus den Lefzen tropft. Vier Metallbügel sichern sie wie ein Reißverschluss, unter dem ihr Fleisch in blauer und gelber Farbe ächzt. Ein Bluterguss, der zu wachsen scheint, bis er übergeht, alles, was er gesehen hat, in einem Sturzbach erbricht.

Unbemannt war es gewesen, das Polizeiauto, und doch ist es durch die Gänge gerast, hat sie gejagt, ist gegen Regale gefahren, Metallstangen und Bälle flogen, Frances hat Res' Hand gegriffen, gemeinsam hatten sie viel schneller laufen, springen können, über fliehende Bälle und Fell. Hand in Hand duckten sie sich hinter Pyramiden aus Boxen, entgingen den Geschossen lachender Plastikbabys.

Da war das Schild, auf dem EXIT stand. Leuchtend schien es vor ihnen zurückzuweichen, zu tanzen, fang mich doch, während hinter ihnen die Reifen des Polizeiautos durchdrehten.

Quietschten.

Glas hatte sie am Hinterkopf, an der Augenbraue und im Dekolleté getroffen. Das Blut floss ihr wie Finger über den Körper, so warm und tröstlich, ging ihr wie eine Mutter durch die Haare. Ihre Taschenlampe hatte sie verloren, aber Frances' Hand blieb unversehrt.

Im wachsroten Pyjama sitzt sie an Res' Bett im Krankenhaus. Die Spulen der Maschinen fiepen, und die Uhren teilen wie Metronome alles in kleinste Einheiten, als wäre sie zu kartografieren auf Rechenkästchen.

Wie lang reicht ihr Atem? Wie symmetrisch hebt sich ihr Brustkorb, und was tangiert sie wo und in welchem Punkt?

Sollte es sie beruhigen, das Auslesen ihres biologischen Daseins in mathematische Fakten, ihr Signal sein, dass sie als Koordinate den Maschinen doch näher ist, näher sein kann, als sie immer dachte, dass Maschinen ihr Abbild sind, sie archivieren können, dass sie nur noch gründlicher darin werden müssen, sie aufzulesen.

Ihre Zähne und Finger zählen.

Dann.

Res greift in Frances' Ärmel, während sich auf ihren Augen die Albumine zu einer dichtweißen Decke zusammenschließen.

Wir brauchen in diesem Raum nicht weitersuchen, sagt sie. Wir sind allein hier.

Frances' Hand legt sich auf Res' Brustkorb, als würde sie trösten wollen, aber der Popstar sieht Res nicht an. In seinem Mund steckt schon die nächste Nelkenzigarette, und das Feuerzeug naht.

Auf der Kommandobrücke aber steht die Ärztin in Uniform. Sie lässt ihre Crew nicht im Stich, sieht in alle Zimmer, steuert die einzelnen Module, geht eines unter, geht sie mit.

Niemand verlässt das Schiff als Letzte.

Alle anderen saßen schon, verdrehten die Köpfe, als Res in das Flugzeug kam, wie in einem Theatersaal ihren Kopf durch die Bogenportiere streckte und sah, wie sie sie ansahen, von ihren Plastikstühlen aus, auf so dünn ineinander verhakten Beinen, dass sie, wenn sie abhoben, nicht in Gefahr gerieten, auseinanderzufliegen

Ihre Blicke steckten sie Res wie Nadeln an das Revers, durch den Stoff ihres Mantels, in ihre Wangen und Ohren, griffen tief in sie hinein und sahen dennoch nicht, wie froh sie war, es überhaupt geschafft zu haben.

Denn ihr Weg war mit jedem ihrer Schritte gewachsen. Das erahnten die anderen nicht, es ging sie nichts an. Laufend passierte ihr das, dass Wege durch ihr Beschreiten zu leben begannen, Spaß daran entwickelten, beschritten zu werden, und danach strebten, dass ihr Spaß unendlich wurde. Denn was Res am meisten will, darf Res nicht bekommen.

Der Weg muss das Ziel bleiben.

Nur eine kurze Werbeunterbrechung.

Dann.

Der Genuss kommt, aber später. Er ist ein Zustand, er steht dir zu, aber ist nicht zum Greifen nah. Du wirst festgehalten, von denen, die dich beobachten, mit ihren Blicken festbohren vor den Brettern, die dir die Welt bedeuten. Du verschläfst. Urteilen die Uhren, die lachend ihre Zeiger verdrehen und ihr Eile zuteilen ungeschnitten, eingeschweißt für immer in Plastik schwitzend. Ihr Stuhl steht unverkeilt in letzter Reihe in Abstand zu allen.

Ob das normal sei. Auf Stühlen sitzend zu fliegen.

Ob das nicht eigentlich ein Spielzeugflugzeug sei?

Die Platzanweiserin beugt sich wie ein Scharnier, ihre Lider verengt, bewegt den Kopf in Missbilligung, streckt am langen Arm einen Finger aus, der ihr bedeutet, dass ihr Stuhl zwischen den kleinen Blöcken im Plastikboden einzukeilen sei. Dass alle anderen das wussten, hört sie im Stöhnen der Hinterköpfe, die sich so langsam schütteln wie Bäume, die den Wind nicht zu fassen kriegen.

Sie hat doch nichts infrage zu stellen, sie sitzen doch schon, die Antworten vor ihr. Sie braucht doch nur machen, was alle anderen schon immer gemacht haben.

Es ist so klein, das blaue Flugzeug, das hatte sie noch gedacht, als sie darauf zugelaufen war und durch seine Fenster das Gebälk gelb glänzen sah. Kunststoff so bauchig gebläht wie ihr Handy, an das Frances eine SMS geschickt hatte, die sie nur kurz hatte sehen können, dann waren die Buchstaben in den beschädigten Bereich ihres Telefons verrutscht.

Was hatte da gestanden? Hawaii. Mit Kindern. Eine Schule. Eine Einschulung?

Der Text lag in einer klemmenden Schublade, aber sie fühlte ihn, durch den winzigen Spalt des gerissenen Displays. Wie konnte sie jetzt ohne Frances sein. Mit dieser Wunde am Kopf. Sie hatte den Abstand zwischen den Hauthälften zu verkürzen, schneller rennen müssen, um das letzte Flugzeug zu nehmen, auch wenn es ihr viel zu eng erschien. In kleinen Flugzeugen spürt man das Fliegen zu sehr, dachte Res noch, als ihre Augen schon nach hinten rollten. Auf Doxylamin trugen Sonne, Mond und Sterne ihr rundwangigstes Wiegenlied vor.

Wege können wachsen, aber auch verschwinden.

Auch die Schule ist aus Plastik. Grüne Stühle sind darauf gewachsen. Eine Treppe, die mit ihren gummierten Noppen jeden Fall verhindern will, umrankt den Schulturm, dreht sich langsam, als wäre das Gebäude ein Uhrwerk. Jedes Jahr geht Jahrgang um Jahrgang die Stufen herauf, denn die Klassen werden übereinandergeschichtet. Unten lernen die Erstklässler. Mit dünnen Haaren und vollen Gesichtern schwimmen sie in ihrem runden Klassenzimmer wie in einem Napf, sind Flakes in süßer Milch, winken ihr zu und bersten vor Stolz und Freude, strecken ihre Köpfe durch jeden ihrer staunenden Vokale.

Was sie schon alles können.

Eine Treppe höher sitzen die scheinbar gleichen Kinder gesättigt in der zweiten Klasse. Bei weniger Beinfreiheit ist ihr süßlicher Geruch klebrig geworden, Haare glänzen wie Gebäck in Zellophan. Die Milch ist nicht mehr weiß, leicht bräunliche Krümel umschwimmen schwerere Gesichter und schwächere Reaktionen. Mal hebt sich eine Augenbraue, mal ein satt nasser Arm zum lahmen Winken.

Das Reaktive sitzt sich aus, sagt der Lehrer beiläufig. Unser Fokus liegt auf der Musik. Die Schule ist benannt nach einem Komponisten, also komponieren wir jeden Tag. Wir singen. Es fängt schon bei der Begrüßung an. Es ist ein Lied, das ihnen niemand beigebracht hat und dennoch jeder Jahrgang immer wieder singt, bei sinkender Tonhöhe von Etage zu Etage. Warm lächelt er Res an, als wollte er sie dazu bringen, sich auf seinen Schoß zu setzen, um sich ein goldenes Bonbon von ihm geben zu lassen.

Kinder, sagt der Lehrer, sind etwas ganz Besonderes.

Rhythmisch geht er die Treppen rauf. Sein weißes Haar ist wie Nervenenden verästelt mit der schwülwarmen Luft, die in vielen Tropfen auf dem Plastik schimmert. Ein herannahendes Gewitter droht, aber die Noppen werden jeden Sturz verhindern. Zwischen jungen Erwachsenen und Kindern soll nichts verschwimmen, sagt der Lehrer. Niemand soll zu früh erfahren, wie es weitergeht, die schwarzen Balken sehen, die ihnen in der Fünften über ihre Augen gehen, diese Übung in Rückzug und Schlafentzug unter schweren Kapuzenpullovern, in denen sie ihre Melancholia ausbrüten, in die rote Letter auf ihrer Brust. Enttäuschung ist ein durchgestrichenes Kreuz auf schwarzem Sweat.

Bemerkenswert sei, dass das in der Fünften immer passiere. Wir nennen ihn daher auch den schwarzen Jahrgang, sagt der Lehrer. Nur wenige Etagen tiefer beißen sie noch in Äpfel so grün wie die Stufen, freuen sich auf alles, was kommt und wächst, im Fünften sitzen sie mit ihren zu langen Gliedmaßen umständlich um die Körper geschlungen, halten die Schultern gesenkt, wie Fledermäuse frierend im noch bodenfeuchten Napf.

Er scheint sich sicher zu sein, dass die Schüler und Schülerinnen, obwohl sie direkt vor ihm sitzen, ihn nicht hören können, als spräche er auf seinen Führungen auf Frequenzen, die sie nicht wahrnehmen können.

Die unteren Klassen verlassen das Gebäude zuerst. Um eins geht die erste, um zwei die zweite und so weiter. So ist es geordnet. Zahlen verhindern Rangeleien, Missgünste und Affären bis zum Abschlussball oben, unter der Kuppel, da, wo das schwülwarme Gewitter schon tobt.

Res will gehen.

Frances ist hier nicht.

Es muss die falsche Schule sein. Sie muss weitersuchen, bedankt sich mit halben Verbeugungen.

Haben Sie es doch nicht so eilig.

Die Hand des Lehrers auf ihrer Schulter. Wir haben Fotos von vierzig Jahren goldenen Abschlussbällen. Die sollten Sie sich anschauen, sehen, wie wir sie hinauskicken in die Tore, Netze dieser Welt. Junge Frauen in Spitzenkleidern neben jungen Männern in viel zu großen Anzügen, wie sie gepaart Fanta trinken aus weiß-gelben Pappbechern, den Strohhalm zwischen den samtigen Lippen, zum devoten Blick nach oben.

Viel zu schwer sind die Ringe an ihren Fingern. Sterlingsilber. Der Lehrer schlägt mit dem Fingerknöchel gegen das Vitrinenglas, als wäre es ein Thermometer. Ob es noch funktioniere. Oder ob es wirklich so warm sei?

Viele der Kinder schickten ihre Kinder später wieder auf diese Schule.

Ein besseres Kompliment gebe es doch nicht. Oder?

Ich muss jetzt wirklich gehen.

Res spricht zu leise. Sie muss sich ein Video ansehen.

Ein Bleistift, der sich im elektrischen Bleistiftanspitzer spitzen lässt.

2 Minuten 37, sagt eine klare Stimme. Sich einmal zu Spitzabfall spitzen lassen, ohne je geschrieben zu haben.

Das, sagt der Lehrer, mit einer Hand auf dem Monitor, ist der Kurzfilm eines Schülers von 1977. Langsam wandert die Hand auf seine Brust, er lächelt Res an, während es über ihm regnet und blitzt, aus Wolken, die von Sonnenstrahlen durchschossen werden.

So einen wunderschönen Regenbogen wird das geben, sagt der Lehrer, Res ansehend, während das Hochdrucklicht in ihn eindringt, ihn so grell ausleuchtet, dass aus all seinen Poren Sonne tritt. Und Res gegen das Schienbein und in Magen, Augen, Ohren.

Es wird ein wunderbarer Tag werden, sagt der Lehrer, greift einen Spazierstock, tanzt auf sachten Sohlen, und Res bedankt sich in lauter Verbeugungen, für die Führung, alles.

War Frances Scott eigentlich hier? Res' Schuhe betreten die sie sofort stoppen wollenden Treppenstufen.

Ich klinge so lächerlich. Alles, was ich sage, ist nur Seemannsgarn einer Seemannsgans. Sie schlägt mit den Armen, als wären sie Flügel.

Im Grunde sollte ich hierbleiben. Mich in den Unterricht setzen. Wenn man es ganz genau nimmt, dann bin ich eigentlich dritte Klasse.

Für immer dritte Klasse!

Der Lehrer rutscht in lichtsatten Schritten. Ist so nah hinter ihr.

Da lässt sich doch etwas einrichten und natürlich auch profitieren von Ihrer Erfahrung. Jedes seiner Worte ist ein weiterer Widerstand, gegen den Res angehen muss, die Noppen scheinen durch seine Worte zu wachsen, werden höher, dumpfer, breiter.

Wird er sie zurückhalten? Ihr die Ohren langziehen und vor ihren Augen am Rechenschieber auszählen, wie viele Lügen, wie viele Dummheiten sie sich hat zuschulden kommen lassen, wie viel Schule sie dafür wird absitzen müssen, bis zu seinem Nachsehen?

Wann war ihr letzter Unterricht?

Hat sie die Schule je abgeschlossen?

Sie erinnert sich nicht.

Panik. War nicht jeden Montag Mathe? In diesem

weißen Kellerraum. Warum ist sie nie da hingegangen? Sie hat es einfach vergessen. Übersehen. Die Schüler und Schülerinnen, wie sie sich geschlossen zu ihr umdrehen, in diesem Entsetzen, als sie endlich wieder durch die Tür kommt. Der Name, der jahrelang nicht abgehakt wurde, hat seine Zukunft abgehakt. Alles ist verpasst. Wie soll sie das je aufholen?

Wer ist denn Frances Scott, fragt der Lehrer auf dem letzten Treppenabsatz.

Und Res dreht sich zu ihm um, mit einer Hand schon am Türknauf.

Er ist heiß und steht unter Spannung, summend fährt sie ihr in die Knochen, in ihren Unterarm, er schwingt, und sie erinnert sich.

Das halbzertrümmerte Handy.

Die SMS von Frances, wie sie verschwamm in schönster Erleichterung.

Das Angeschaute schaut noch zurück.

Es ist bei mir, gedanklich immer bei mir. Ich bin nicht allein.

Sie sei wieder in New York.

In LaGuardia gelandet.

Ob sie sich auf einen Milchshake träfen?

Körnig brennen sich die Farben auf die Netzhaut ein, hinterlassen winzigste Wunden, gegen die sich die Augenlider pressen. Ein Druckverband aus Mull geht um Res' Kopf. Und Frances zieht sich die Lippen nach. Kirschrot ist eine fremde Farbe auf der hellgrauen Straße, unter dem immerblauen Himmel vorbei an konturlos scheinenden Feldern.

Oder ist alles ein Feld?

Stechend gelb und nur geteilt von dieser Straße, die wie ein Band unter dem Auto hindurchläuft. Geräuschlos sind Frances und Res aufgefädelt, verändern in ihrer Karosserie die Straße nicht.

Das Radio will sich ihnen zuschalten, aber Frances drückt der Konsole die Kassette ein, die vom Deck gequetscht wird wie eine Getränkedose, der der Song entrinnt, warm fließt er in das Auto ein. Res entspannt sich im müden Kohlensäureschauer.

Nirgends anders will sie sein als in diesem Auto, für immer in genau diesem Moment, in dem Frances den Lippenstift nachlässig in die Mittelkonsole fallen lässt. So wird es gemacht. Sie will es festhalten, mit schmalem Kugelschreiber auf Yellow Legal Pad:

Ein Lippenstift, mit rund goldenem Logo, ist in eine eckig verbrauchte Mittelkonsole zu werfen, so achtlos wie einen Einkaufswagenchip, gleichgültig ist alles zu verbrauchen, nur so wird das Logo sinnlich, da unten, in der Vertiefung, wo sonst nur die Fanta ihren zuckrigen Rest absondert.

Glanz.

Er ist das Anreißseil ihres Motors, man zog es Res heraus, zu weit, jetzt aber läuft der Glanz auf seiner Spule ein. Grüne Plastiksonnenbrille zu leicht aufgescheuerten

Echtpelzärmeln. Darüber dieses Gesicht, das auf der ganzen Welt an den Tankstellen lacht.

Forever nicht fremd.

Auf dem Land könnte ich nicht leben, sagt Res mit der Stirn gegen die Scheibe gelehnt. Wie soll man diese Natur aushalten. Vor den Fenstern sieht sie nur Hitze. Im Auto aber ist die Temperatur ideal. Zwischen ihnen. Hinter den verriegelten Türen. Sicher, das Auto könnte immer crashen. Das ist der Grundton, der alles durchrauscht, das Summen der Prozessoren, es ist zu unterdrücken. In der Badewanne lässt man das Wasser immer an und in den Räumen die Klimaanlagen. Nachts surrt die UV-Lampe, verbrennt, was ihr zu nah kommt, zu schwarzen Krümeln, nie darf die Spannung unterbrochen werden. Wie beiläufig hält die Musik alles fest und in immer nur angenehmer Erinnerung.

Dieser warmklebrige Song, er ist die Fotografie eines Urlaubstages von vor zehn oder zwanzig Jahren.

Frances und Res, beide, baden im Geruch eines halb umgekippten Sees. Libellen zucken durch die von Grillhitze verzerrten Bilder. Und in der Kohle glüht sie noch, die luxuriöse Langeweile entfacht aus vermuteter Unendlichkeit. Jugend im noch frischen Schweiß auf den blauen Flecken zuvor bewegter Glieder. Flaschen werden gegeneinandergeschlagen. Lippen suchen nach Blutorange und Bestätigung.

Gib mir deinen Stempel, küss mich, besiegle, dass ich begehrlich bin.

Fahr mit deinen Fingern unter das strenge Band, das meinen Bikini in Selbstkritik hält, dehne mich aus dieser Hülle aus, erlaube mich.

Jeden Schatten und jede Pore kennen Frances und Res dieses immer gleichen Raumes an so vielen Orten.

Ist das ein Cover, fragt Res.

Frances' Lippen im Rückspiegel.

Kannst du Italienisch?

Gläsern fliegt Res' Porträt einer Versehrten über die Cornflakesfelder.

Mostrami i tuoi genitali.

Sonne auf leicht zuckenden Mundwinkeln. Sonne auf Shorts an halbnackten Beinen, deren Knie geschlossen zueinander zeigen.

Noch ein Blick.

Frances legt ihre Rechte auf Res' Oberschenkel.

Und ihre Konturen schärfen sich. Jetzt ist Res da. So kann sie angesehen werden, so hat sie sich immer ansehen wollen.

Ihre Konturen sind so scharf, sie schneiden sie aus dem Raum.

Moment, was?

Das kann nicht sein. Das ging zu plötzlich. Das Befürchtete kann nicht eintreffen in dem Moment, in dem man es befürchtet. Das war doch immer die Abmachung gewesen. Die Versicherung.

War sie es nicht?

Festhalten will sie sich an der Kopfstütze, am Autositz, aber sie kann nichts greifen, wird aus sich herausgezogen, gierig von verschwitzten, kleinen Fingern zu fest gehalten, geht über in das Geräusch in ihren Ohren, ein unerbittlicher Abfluss, der sie runterzieht von ihrem Körper.

Noch klebrig hinterlässt sie ihn, ist schon raus, steigt viel zu leicht immer höher, sieht sie sich noch von hinten, wie sie Frances scheinbar ansieht, in dieser Sonne, die den Blick nicht von der Erde lassen kann.

Wie sich alles immer nur um sie gedreht hat.
Und dennoch wird Res' Sichtfeld stetig kleiner,
zeigt kein Auto, keine Straße mehr,
ist ein Pale Blue Dot,
Pixel, des zu hellen Himmels,
im unerbittlichen Sog
liegt ein hochfrequentes Rauschen.
Aber kein Bedauern
und keine Angst.

Wenn einem das Volumen entzogen ist, kann man Gefühlen keine Angriffsfläche mehr bieten.

Dann sind da nur noch Farben.
Flächen.
Blau.
Grau.

Schwarz. Sie sieht nichts, hört nur ein Surren, als wäre sie in einem Industriegewölbe. Sonor spannt es sich wie eine Schnur. Kann man durch Industriegewölbe gehen oder durchfährt man sie, hängend an einer Zipline aus Neonröhren, die ihre Energie nie verstecken müssen, die sie ausstellen, gespannt und in zwei Bogen gelegt.

Ist das ein Buchstabe? Er leuchtet orangefarben. Und Res sieht ihn, ganz, da ist nicht mehr nichts, sie folgt in etwas hinein, ein Leuchten, hier müssen andere vor ihr gewesen sein. Denn etwas wurde eingeschaltet. Aufgebaut. Schmale Fenster werden von weißen Wänden bedrängt. Ein Gebäude drückt sich nach allen Seiten im Raum aus, wie ein Zuckerblock massiv.

Es glitzert im orangefarbenen Neonlicht.

Res weiß nicht, wo sie ist, erinnert sich aber noch an die Felder, ein Rechteck muss ihnen herausgerissen worden sein und dann sofort zubetoniert, damit alle Mühe nicht verschwendet ist, wurde der Zuckerblock als Briefbeschwerer daraufgesetzt, nicht dass er wegfliegt, dieser Grund, aus dem sich nun die Neonröhre erhebt, ihre Energie aus dem Boden zieht, sie strahlend in der Faust ihres Kreislaufs hält.

Ein Knistern.

Die Leere macht das Exponat, sagt Frances Scott in einem Video, bläst einen Kaugummi auf, der platzt unter großen Kopfhörern vor einem Mikrofon. Das ist alles, was wir machen. Eine neue Blase bläht sich, der Popstar lässt sie platzen. Dinge aus ihrem Kontext nehmen und ihnen in Bewunderung den Bezug abziehen. Dem Hasen das Fell über die Ohren –

Schnee.

Neonlicht und weißes Gebäude.

Das Bild scheint gespannt.

Was passiert, wenn Res näher herankommt? Wie kann sie die Statik in den Fingerspitzen fühlen, obwohl sie keine Finger hat? Sie will zurück, wieder in das Bild, ihren Körper, hinter den Wänden des Gebäudes, sich mit Frances an den Händen halten, über Schachbrettboden gehen.

Da ist der Klang der Schnallen an Frances Scotts Schuhen. So laut, als wäre das Gebäude leer.

Aber eine Serviererin steht hinter einem Tresen, blond und groß, hebt ihren Arm, winkt eckig.

Willkommen. Ihr habt euch eure Pause verdient.

Drei Takte gehen Frances' Schuhe.

Dann fällt ihre Rechte auf den Counter.

Zwei Milchshakes, bitte.

And we love to see you smile.

Res weiß es jetzt wieder. Der neonleuchtende Buchstabe, draußen, ist ein W. Überdimensional großes Wir. Sie fühlt es, ist wieder ganz bei sich, kann näher an Frances herantreten. *Things that make you go ›mmm‹* Dass die Serviererin sie jetzt auch wahrnimmt. In diesem Bezug. Ihren Blick erwidert. Aber sie hat nur Augen für das Fernsehbild. Frances Scott, wie sie wartet, während Fingernägel wie in Tomatenmark gedippt die Maschinen bedienen.

So auswendig.

Leichthändig.

Res sieht die Masse aus dem Stahlnippel quillen, weißlich, dicklich, wie Bauschaum drängt sie in den Becher, wird laufend pink gefärbt von kleinen Düsen, die Farben im Strahl absondern.

Eine Maraschino-Kirsche toppt alles. Und der Serviererinnenkopf leicht schief, zeigt strahlend seine Zähne.

Diese Woche außerdem in unserem delicious Angebot: Hawaiian Spam Breakfast Platter,

Fried Rice Chicken Sharing Box Set.

Und Apfel. Geschnitten. Serviert in einem unserer legendären Becher. Diese Woche mit dem Cute-Bunny-Symbol.

Sie lächelt wie von einem Poster, das nachts von der Wand fällt.

Wo wollen wir uns hinsetzen?

Res kommt ihre eigene Stimme zu laut vor, als sie fragt mit dem Blick auf den im Halbdunkel liegenden Raum aus Sitzgruppen und Bistrostühlen. Polster, auf denen sich Pflanzenmuster umschlingen, wie auf der mattglänzenden Couch, früher vor dem Fernseher. Man konnte sie ausziehen vor so stolzen Gesichtern, dass hier jemand übernachten kann. Direkt neben dem gläsernen Couchtisch und der ihn bedrohenden Schale mit den zu salzigen Nüssen. *Every time a good time.* Der Controller im Schoß war noch warm, als man sich die kristallinen Finger nach der 2-Liter-Cola leckte, um mit Salz und Blockzucker im Blut unter leuchtenden Stickern einzuschlafen.

Sonne, Sailor Moon und Sterne.

Res, wie sie sich selber sah. In diesem Hotelspiegel. Du kannst es tun. Ihre abgenutzten Worte druckten sich ab, in eine Box, die sich abrundend dem Spiegel anpasste.

Du kannst es tun.

Schwarz auf weiß.

Sie zwinkerte sich zu, wie ein Hase, Bunny Tskukino, wie ein Hahn in einem Logo. Fried Rice Chicken Sharing Box Set.

Wollen wir vielleicht hier vorne sitzen? An diesem –

Ein schwerer Atem schneidet Res die Fragen ab. In ihrem toten Winkel sitzt eine Frau allein an einem Tisch für zwei. Ihr Mund ist wie ein Beutel zusammengegangen. An einem Ständer neben ihr hängt die Flüssigkeit, die ihr fehlt, über einen Schlauch fließt sie in ihre Venen. Pommes isst sie unter schwerem Atem.

Res blinzelt. *The Earth Dies Screaming* steht auf dem T-Shirt der Frau, aber die Buchstaben verlaufen, als wäre ein Bus an ihr vorbeigefahren, habe sie nass gespritzt. Aus ihrem fedrigen Tutu quellen die dunkelsten Tropfen.

Wollen wir uns vielleicht ans Fenster setzen, fragt Res, den Blick nicht von der Frau abwendend, deren Atem den Raum zu teilen scheint. Etwas kann hier nicht mühelos passieren. Steckt fest.

Frances?

Sie berührt ihren Arm.

Die Verbindung ist schlecht.

Nicht mit dem Service-Gerät koppeln.

Abbruch.

In der alten Kopplung bleiben.

Such dir den schönsten Platz aus, sagt Frances, die Augen nicht von der Serviererin lassend, die ihr mit beiden Händen langsam die Kreditkarte zurückgibt. Und leicht abschüssig wird der Boden, auf dem Res geht, zwischen den Sitzgruppen, die sie überragen wie Bäume, umsägt vom Atmen der Alten, aber nichts wird zu ihren Gunsten gefällt. Res muss sich strecken, um sich auf eines der Polster zu ziehen. Wie glatt es gesessen ist. Sitzend schaukelt sie zwischen abgewinkelten Händen. Immer hin, her. Der Atem der Alten wie eine Nähmaschine in ihrem Nacken, vernäht, was nicht zusammengehört. Sie trägt eine 36. Das weiß sie.

Denn sie ist 36 Jahre alt. Oder groß?

Lose Schnallen klappern am festen Schritt.

Frances Scott erlaubt es sich, langsam zu gehen. Wie in Zeitlupe fliegt goldener Staub aus den Polstern, auf die sie sich dann einfach setzt.

McCain Pommes, sagt Res.

Oh, die besten Abende, sagt Frances. Wie sie sich drehten hinter der braungetönten Scheibe der Mikrowelle. Dieses ölig gelbe Licht. Die Welt wie durch einen Aschenbecher betrachtet. Und dann den Film einlegen.

Aus der Videothek, sagt Res.

Aus dem Kofferraum meines Cousins, sagt Frances.

Die Goonies.

Weißt du noch? Das Surren des Hamilton-Beach-Mixers. Wie ein Rasenmäher auf so schmerzhaft kurzem Gras. Diese rot manikürte Hand, die eine Fleischtomate hineinfallen lässt. Und er zerhäckselt sie zu rosa Schaum.

Mama Fratelli, wie sie droht, zuerst nehme sie nur einen Finger, aber dann schon den ganzen Arm.

War das nicht eigentlich Werbung?

Ein Mixer, der sogar Kinder pürieren kann. Hast du nicht auch immer gedacht, die Küchengeräte könnten kommen, nachts, dich ansaugen, um dich zu zerhäckseln, zu zersägen. Was war die Küche früher schon anderes als Labor des Todes? Körper zerschneiden, zerhacken, um sie mit anderen Körpern vermischt im Ofen weit über ihre Lebendtemperatur hinaus zu erhitzen. Hänsel und Gretel, das war nichts als nackte Angst vor der Küche, der Hexe und ihrer Hölle.

Gut, dass es keine Küchen mehr gibt, sagt Res und

blickt in Frances Scotts Gesicht, das wieder etwas entgegnet, aber Res hört es nicht, sie blickt halb durch es hindurch, in irgendeine Tankstelle in Mombasa, Marseille oder Manchester.

Da ist ein Deckenventilator. Er dreht sich, und sie grinst ihn an mit so vielen weißen Zähnen. In so einem wohligen Stupor. Res kann sich Frances Scott mitteilen, und die antwortet, und ihre Gedanken verketten sich, werden zu einem Band, Mombasa, Marseille oder Manchester, knüpfen sich einmal um die Welt, finden also wirklich statt.

Ich bin richtig, denkt Res. Bin verbunden, dem Wertvollen ähnlich.

Früher waren meine Träume von Geborgenheit, Träume, die andere ausschließen, hört sie sich laut sagen und es dann tropfen, als kondensierte ihr Atem von den Flügeln der Deckenventilatoren.

Oder ist sie es?

Die alte Frau, das Brackwasser in ihrem Tutu. Ist sie näher gekommen? Steht sie nun direkt hinter ihr, mit dieser Hand so krampfhaft am Infusionsständer. Ein Beutel Leben und ein Display, auf dem Frances Scott Kaugummi kaut, sich eine Strähne hinter das Ohr streicht, sich wieder zu diesem Mikrofon vorbeugt:

Wenn du Erfolg haben willst, dann darfst du dich nicht beschützen wollen. Du musst dich ausliefern.

Sie schaut direkt in die Kamera.

Du musst es tun, oder nie wirst du irgendetwas getan haben.

Dieses Video wurde oft geteilt.

Frances Scott sitzt neben ihr, noch immer, und redet, noch immer, als Res aus den Gedanken heraus in ihre Seite fällt, in ihre Haare, so blond wie nachlässig hinter diesen Ohren, in diesem Geruch von Nelkenzigaretten, in dieser Pelzjacke, das warme Gefühl, das ihr ausströmt in Res' Nase, der Torluftschleier zwischen den Welten.

Da ist ein Geheimnis, das du uns allen vorenthältst, sie schaut von unten zu ihr hoch. Sag es mir. Wie lautet diese Frage, die keiner in Worte zu fassen kriegt, die alle ständig umkreisen. Beende das Gestochere. Was ist das Schwarze, Innere deiner Dartscheibe. Warum können wir nicht aufhören, hineinzustarren. Was wollen wir eigentlich wissen?

Das Tropfen klingt nun so bauchig, als endete es auf einer Wasseroberfläche. Wie sie sich im Moment des Aufpralls verziehen, die Tropfen, so ungut, in die Länge.

Schlingernd.

Der Popstar zieht sich ins Polster zurück, legt seinen Arm über die Sitzgruppenlehne, scheint gestört in seinem Modus. Lieber hätte man es ihm nicht herausgerissen, das Verbindungskabel.

Schwarz.

Der Popstar beginnt zu grinsen, so breit, man könnte es mit einem wollenen Tuch nicht weg-, sondern immer nur noch breiterwischen, das Grinsen. Wichsen. Schwarzes Glänzen in seinen Augen.

Nichts, sagt er, seinen Kopf zu Res drehend.

Da ist nichts.

Auch hier – er schaut auf Res' Lippen und von ihnen hoch zu ihren Augen – ist nichts, außer das, was offensichtlich ist.

Zwei Cherry-Merry-Flavor-Shakes.

Und unsere Pommes mit der goldenen Mayonnaise.

Unterarmgroße Becher werden vor ihnen auf den Tisch gestellt.

Randvoll mit Pommes und Schaum.

Enjoy.

Ihre Dankbarkeit haucht Frances der Serviererin wie an eine gläserne Duschkabine, und die malt ein Herz hinein.

Weil Res' Augen aber noch immer fragend an ihr ziehen, beugt Frances sich vor, umgreift mit einem Ruck den Kopf der Serviererin, schiebt ihr die Lippen zusammen, als wären sie aus Gummi, formt sie sie zu einer Blume. Wächsern glänzende Rose. Spritzt. Wie ein Pudding in der Bustür, als die sich schließt und der Bus eilig um die Kurve geht.

The Earth Dies Screaming.

Ein gerissener Becher, aus dem Frances die letzte Molke trinkt.

Enjoy, wiederholt die Serviererin, als sie sich zurückzieht, ihr Kopf in die ursprüngliche Form zurückfindet und dann noch so nickt, bevor sie auf hohen Schuhen über den Schachbrettboden geht.

Oder fährt sie?

Ist da ein Magnet unter dem Boden, der sie über das Muster zieht, als wäre nichts gewesen, als wäre es angebracht, als hätte sie das zu erwarten in dieser weißen Schürze. *We are happy to serve you.* Res sieht in den Bauschaum. Und Frances tupft mit dem Ringfinger um ihre Lippe herum, versucht, das Verschmierte zu löschen. Wie Blutstropfen leckt sie es von der Fingerkuppe.

Was war das, fragt Res.

Und Frances legt den Kopf schief.

Aber das weißt du doch.
Du weißt das doch alles.
Warum willst du mich zwingen, es auszusprechen?
Mit noch feuchtem Finger streift sie über Res' Wange.
Süß bist du. Und so klug.
Du weißt das alles.
Frances Scott nimmt sich fünf Pommes.
Hält sie wie eine pummelige, kleine Kinderhand.

Autsch. Sie zieht ihre Hand aus dem Mund des Mädchens. Es hat sie gebissen, weil sie nicht spielen wollte, was es spielen will.

Der Bär auf dem lila Bauch lacht.

Tränen wellen ihr den Mund, aber sie hat Angst, zu weinen. Das lila Mädchen wird ihr eine Schaufel auf den Kopf hauen.

Das tut mir in den Ohren weh, wird sie schreien. Geh weg.

Sie weiß das. Hat diese Szene schon so oft gesehen, immer wieder abgespielt, sie macht das jetzt nicht nochmal, so abgenutzte Bilder, sie werden weiß werden, weich werden, sie dreht sich, nach links, rechts, blickt in die strahlende Sonne, hektisch sucht sie nach der Macht, die alles ordnen soll, sucht sie in verästelten Kniekehlen, die morsch in Sandalen wurzeln.

Mamabeine.

Blassblau stehen sie zusammen. Ihr Wurzelwerk ist unverbunden, aber Rauch und Gelächter verbinden sich über den Köpfen zu einem Wald, der sich ausdünstet, alle Arbeit evaporiert. Das Stehen an den Fritteusen, das Wenden der zu heißen Decken, nachts, auf den Knien über die Böden rutschen, immer mit diesem Tuch in der Hand polieren, auf dass sie ihr Gesicht darin sehen.

Mama?

In den Lacksandalen rennend, durch den sengenden Sand stolpern. Immer ist sie ungeschickt, nicht richtig verbunden mit ihren Gliedmaßen, im Kopf zu eilig fällt sie über die eigenen Beine, während über ihren Rücken schon das Lachen der anderen bricht.

Schon wieder gefallen.

Sie will den Sand anschreien, aber hat ihn schon im

Mund. Muss sie noch lauter weinen, sich höher, heißer drehen, kommen sie dann schneller, auf diesen dunkel angelaufenen Betten, die Füße, das rettende Geräusch und der säuerliche Geruch unter diesen Verschlüssen, die Stimme, die sie in den Griff nimmt, ermahnend, wie eine Puppe aus dem Regal gefallen, nur um in Ordnung gebracht zu werden.

Was machst du denn?

Mit der Handkante ihr die Zunge abklopfen.

Du sollst den Sand nicht essen.

Die Mama wiederholt ihre Slogans. Das Mädchen kann sie alle mitsprechen.

Ihre Slogans singen in ihr, tags, nachts. Du sollst den Sand nicht essen. Mama ist die invertierte Werbung, stülpt den Fernseher um in ein Geflecht aus Verboten. Schmale Schemen auf sonnig heißem Sand. Da ist die Grundlinie, das sind die Seitenlinien. Das sind deine Aufschlagfehler. Die drohende Hand über dem Netz.

Aber müsste man ihr jetzt nicht den Ball holen?

Alte Gewohnheiten bringen nur falschen Text.

Das Mädchen im lila Sweat hat doch die Lektion zu bekommen. Sie hat ihr in die Finger gebissen. Das macht man doch nicht. Aber wie soll sie das hervorbringen unter all dem Wasser, das ihr aus den Augen drängt.

Die Mama schlägt ihr das Matrosenkleidchen ab, geht immer und immer wieder über ihren vorgewölbten Bauch, den Nabel und die sandigen Beine in den Söckchen mit den Rüschchen.

Ausgeklopft wird sie, wie ein Teppich auf der Stange.

Der ihr ausgeschlagene Schmerz glitzert in der Sonne.

Meine Hand.

Sie japst nach Luft. Es ist so anstrengend, sich zu beruhigen, an die Wasseroberfläche zu kommen, wenn die Uhr läuft, auf so schnellen Schuhen.

Siehst du?

Die Sohlen blinken. Eine müde Disko im heißen Sand. Mit den Bissspuren an den Fingern auf das Mädchen im Sweat zeigen, wie es an ihnen vorbeigeht. Guckt. In dieser Langmut auch noch stehen bleibt, die Situation zerliest wie einen Kaugummi. Man zeigt nicht mit nackten Fingern auf angezogene Leute. Die rausgestreckte Zunge glänzt nassfrech. Und die Mama macht auch noch Zucker darauf.

Ihr müsst euch vertragen, sagt sie.

Die hat mir in die Hand gebissen. Sie sagt es nochmal. Lauter. Aber alles verwässert, geht unter.

Ihr geht jetzt wieder spielen!

Pass auf, dass du nicht wieder hinfällst!

Der mahnende Finger. Eine Antenne auf falschem Empfang.

Und setz die Füße gerade! Nicht dass du mir nochmal Sand isst! Da kannst du krank von werden. Hast du gehört? Und sie öffnet noch den Mund, aber der Weg, den die Worte zurücklegen müssten, über all diese glatten Enttäuschungen, wächst, ist zu lang, viel länger, umständlicher als Mamas Weg zurück in den Wald.

Dieses knorrige Geäst. Es ist zu dünn, als dass es sie jemals tragen könnte. In Mamas Wald erzählt man sich ihre Geschichte nicht. Hier macht sie nur Ärger, er klebt überall, wie Sand am Kleid. Sticker in Neonfarben. Alarmieren alle. Aber die rot verbissenen Finger schmelzen in Wachsfarben, wie in einem Fiebertraum zerlaufen sie in die Steckdosen, diese Bedrohung, die keiner sieht, die schwarzen Öffnungen im Plastik.

So gnadenlos wie surrend in ihrer Geometrie.
Das Mädchen lässt sich fallen.

Zweite Phase
Cola & Fruit Loops

Langsam legt der Vorhang es vor ihr ab. Das schwarz verhangene Panorama aus illuminierten Häusern, Motorrädern und schwer verchromten Lastern. Sie fahren auf und ab. Res liegt in ihrem Hotelzimmer. Lässt alles passieren im Bett, sollen sie doch über sie hinweggehen, fahren über den nassen Asphalt, in dem sich die Werbung spiegelt, Pommes, die aus einer roten Tüte zwinkern. Ein Laster verzerrt ihr schelmisches Flirten, verteilt es mit seinen glänzenden Pipes, als wäre er eine Orgel, spielte den Highways das dunkelste Musical, für das keiner je ein Ticket löst. Niemand stellt auch nur einen Plastikstuhl an die Straße, um die rollenden Laster zu sehen, die Musikmaschinen, wie orgastisch sie alles zerteilen, ihren einen umwälzenden Ton blasen, den Brustton der Überzeugung, der Grund, für diese Straße zu sein, sie zu bestätigen, im Zaum zu halten, dass sie ja keine Falten wirft, aufquillt, sich erhebt, das stetige Befahren macht den Menschen den Weg frei.

Sie sollte es sich rahmen. Über einer Couch im suburbanen Wohnzimmer, da, wo alle Sehnsüchte an die Wand genagelt werden, da könnten auch sie hängen, die Träume von Wegen wie die Innereien eines Computers. Das Motherboard Anthropozän, die Natur so oft kopiert, dass sie zweckentfremdet als überwunden gilt. Imitation is the sincerest form of illusion of novelty. Und der Vorhang korrigiert sich. Fährt noch das letzte Stück auf, das den Fernseher einschaltet.

Und Res hört das, aber bewegt sich nicht, sieht nicht hin, zu dem Mann mit gelocktem Haar unter dem Stirnband, der auf kurzen Skiern über blitzenden Schnee tanzt.

Er hebt ein Bein, dreht sich, die Stöcke in der Hand,

hält sie vor seinen Körper, so dass sie aussehen wie Rehbeine, stößt sich ab, fliegt über Stock und Bein, eine Pirouette auf Schnee.

Kein Pinguin wird je können, was Hermann Reitberger kann.

Die Kommentatoren sind begeistert. Seine Hand im weißen Handschuh winkt. Er ist der Magier auf festem Niederschlag. The Man. Tanzt, als schösse man auf ihn. Ein Bond im eiskalten Showdown entkommt spielend elegant allen Schüssen. Aufgeblasene Kommentatorenwörter wabern blau irisierend in das Hotelzimmer. Zerplatzen an Res' kalten Ohren. Spiegeln nass die Rückblenden auf ihrer Stirn. Pirouetten, die Reitberger gedreht hat, nochmal und nochmal umrunden sie das Edelmetall, das ihm nun um den Hals gelegt wird. Zahlen und Buchstaben bauchbinden alles ab, so eine runde Sache. Gebündelt quetscht sich das Programm unter Res' Lider.

Vielen Dank für die Blumen.

Es schmerzt ihr in den Augen.

Eine Frau vor blauem Hintergrund sagt, sie solle sich mit beiden Zeigefingern die Augäpfel eindrücken, in den Kopf, mit beiden Fingern zur gleichen Zeit, und dann vier Sekunden halten, das sei der Reset ihres Nervensystems. Sie trägt Seriosität in Form eines feinen Gestells auf der Nase. Reset des Nervensystems, wiederholt sie, und das so fordernd, dass Res sich zu räkeln beginnt unter den dünnen Laken, nass, als wäre sie geschwommen, der Schlaf ihr ein Pool, sie zieht das Laken zu sich, als wollte sie sich abtrocknen.

Am Beckenrand aufsetzen.

Und verhinderter Schlaf tränt ihr aus den chlorgebleichten Augen.

Bei einem Schlafindex von 62 sollten Sie sich wirklich mehr bewegen. Hermann Reitberger strahlt. Die Medaille für Skiballett geht an die BRD. Die Kommentatoren brüllen, und Res tastet über den Nachttisch. Da ist der warme Wecker, das Wasserglas und daneben das Ticket wie eine Tarotkarte grün. Sie nimmt es in die Hand, fährt mit den Fingern darüber, als wäre ein Moment in ihm eingeschlossen. Zärtlichkeit, die ihre Finger jetzt nochmal performen, darstellen müssen.

Warum macht sie das?

Sie findet die Fernbedienung nicht, wer auch immer vor ihr in diesem Hotelbett geschlafen hat, muss Vorhang und Fernseher darauf programmiert haben, mit den Winterspielen zu wecken. Wer auch immer vor ihr in diesem Hotelbett geschlafen hat, muss mit einer längeren Reise gerechnet haben.

Res wirkt fahrig. Trägt feingerippte Unterwäsche, unter der sich ihr Körper abzeichnet, milchig und ohne jede individuelle Eigenschaft. Es ist ein jedem Druck standhaltender, druckbarer Körper. Ein Symbolkörper und Körpersymbol, mit dem Druck ausgeübt wird. Eile.

Denn ein junger Körper steht für alle Körper.

Drücken Sie sich die Augäpfel ein.

Reset.

Res' Zähne kauen einen rosa Kaugummi, den sie im endlich ausgeschalteten Fernseher sieht. Eine Blase, die sie platzen lässt zu rosa glitzerndem Schleim, der ihr über die Lippen geht, immer länger wird, an der Luft aushärtet zu einer Stange, die Res nun trägt, über so blecherne Geräusche, als wäre es kaputt, das rosa Fahrrad, in dessen skelettale Pedale sie tritt, halb über seinem

Sattel stehend, sich vorbeugend, in der jugendlichen Eile einer schnell übergeworfenen Collegejacke.

Da sind die Straßen eines suburbanen Wohnorts.

Ein Gehweg wie ein grauer Velours, die Schlingen so eng, es passt keine Tannennadel dazwischen. Sie tritt sich an leeren Zeitungsrohren und an Vorgärten vorbei, deren Gras so kurz ist, dass sich auch der kleinste Mensch nicht darin verirren könnte. Dabei stutzt sie sich doch zurecht, die Nachbarschaft, in gegenseitiger Kontrolle stutzt sie sich aus dem Bild.

Da ist niemand.

Kein Vogel.

Nur Res' Po über diesem Sattel, ihre Füße in Pedalen wie Zahnspangen, eine Kuriertasche auf ihrem Rücken.

Sie bremst ab, wirft das Fahrrad vor einer Telefonzelle auf den Rasen. Er ist die sattgrüne Erinnerung an eine Natur, die es so nie gegeben hat. Nachts geht the Neighborhood mit Farbkanonen durch seine Straßen, sprüht Gras und Büsche ein, bis in den Morgenstunden alle die Mail erreicht, mit den Fotos im Anhang. So grün haben wir es. Und in leeren Küchen gehen Radios an und Kuchen auf. Es läuft Jazz, während die Uhr am Ofen tickt.

Und Res' Fahrrad ist mitten hineingefallen in diese Abläufe, die gluckernd durch die immer gleichen Rohre fließen. Sie muss sich gegen den Türrahmen stemmen, die Telefonzelle ist schwer zu öffnen. Ihr Boden ist bedeckt von dünnen Magazinseiten, die, mit Cola verklebt, sofort an ihren Sohlen haften, nach ihr greifen, mit faserigen kleinen Ärmchen sie locken, aber Res tritt auf der Stelle, lässt das Klebrige unnachgiebig reißen, während sie aus der Kuriertasche das Ticket zieht, um es endlich in metallenen Tasten zu übersetzen.

Sie wartet.

Steht mit dem Hörer am Ohr. Gibt dem Colapapier jetzt endlich Zeit, seine Fasern mit ihren Sohlen zu vernähen, in so langsamer Sorgfalt und von einer Wartemusik umspült, die die Laune hält. Hoch aus einem analogen Synthesizer spritzt sie, wie Limonade aus einer geschüttelten Dose, schießt aus der Hörmuschel, verfestigt sich zu Sirup. Der Aerobic-Bass hat Euphorie in Zuckerblöcke verpackt:

we are the winners,
watch us glimmer,
like the sunset of champions

Res gerät ins Summen. Versucht kurz sogar zu tanzen, aber ihre Füße lassen sie nicht mehr.

Heute kein Zeitungstanz.

Knackend stoppt der Dance.

Und in der Leitung erklingt die Stimme einer Frau.

The Millennium Tower. Das goldene Schild riecht noch nach seiner Reinigung, als ein Mann mit verwischtem Gesicht Res nickend die Tür öffnet, als erkennte er sie. Das ist es also, das muss es sein, das Gebäude, in dem Frances wohnt, auch wenn sein Aufzug so verändert scheint. Honiggolden und mit Knöpfen in Wurzelholz eingelassen, erhebt er Res, wie durch eine Standuhr, gemächlich, als sollte man sie bei ihrem Aufstieg zum Ziffernblatt ansehen wie eine Puppe in einer schmalen Box, auf allen Etagen vor einem Spiegel mit Ballettstange, als sollte sie Pirouetten drehen.

Kommen Sie nicht aus der BRD?

Sie beißt sich auf die Lippe. Vermeidet es, sich anzusehen. Ihre Locken sind noch feucht vom Tritt in die Speichen. Sie will nichts entdecken, jetzt, etwas, das sie diskreditiert in ihrem Wollen, es kann so schnell zur Peinlichkeit werden, ihr Wollen, wenn da auch nur ein Makel ist. Eine zu große Pore verstoffwechselt alles Wollen zu einem Aufstoßen. Saure Milch. Als Spielfigur muss man sich entwerfen und sich dann völlig vergessen, ausblenden, dass Glück symmetrisch ist, nicht tropft, wie länglich leere Brüste, die haben nichts zu wünschen übrig, grob, traurige Brustwarzen, wie Teller, abgeschabt und ausgeweidet.

Aus dem Blubber der Sattelrobben macht man den Sale in den Drugstores. Eine Frau hält Kapseln und Pulver neben ihren Kopf. Lächelt.

Omega-3 finden Sie an den Kassen, gleich neben eisgekühlten Getränken. Durch jeden Erlös finanzieren wir eine gesunde Schulmahlzeit in Burundi.

Kopien werden beglaubigt, wenn sie profitabler sind als das Original, wenn sich eine längliche Brust einmal um den Globus windet, um ein wenig raubkopiertes Glück auszutropfen aus dem übervollen Tank, der gebraucht wird, um übervoll zu sein.

Aber Res.

Hat sie nicht ein so junges, makelloses Gesicht?

Lippen wie ein Apfel im Laub, gerade gefallen und nur einmal angebissen. Alle fliegen auf sie, natürlich öffnen sich ihr alle Türen.

Wovor fürchtet sie sich denn?

Ja, bitte?

Braune Augen rollen an Res herab, die ihren Namen nicht nennt, nur sagt, dass sie angerufen habe, zu Frances wolle, und die braunen Augen lehnen sich weit vor, um ja alles erkennen zu können, angestrengt, unter Haaren, die sich dauergelockt nicht hängen lassen können, wie die Haut, die, als sie es mal versuchte, streng zurechtgewiesen wurde. Sehnige Hände lehnen sich gegen den Türrahmen, wie früher gegen diesen einen Hemdsärmel, der nun für immer nach Reinigung riecht.

CRYSTAL CLEANER.

Ist ihr Name wirklich Crystal?

Ich habe mir gerade eine Melon Granita gemacht. Aber ich kann dir natürlich auch eine machen. Das ist gar kein Problem.

Crystal fixiert Res im Flur.

Aber ich mache sie mit Melonen-Likör. Das musst du schon wollen. Ich hab auch Schirmchen. Aber die musst du ja nicht essen.

Unter ihrem Lachen bewegen sich Res' Tennisschuhe über Frances' braun glänzenden Boden. Zaghaft. Als könnten sie etwas kaputt machen, ihn zum Reißen bringen, seine Bindegewebsstrukturen, ist er nicht ein so zartes Instrument?

Im Stand schließen ihre Schuhkappen miteinander ab. Die Sonne schafft es heute nicht, durch das Dach zu gleißen und Res den Kopf zu heben, der beigefarbene Stoff scheint dichter, wie in der Wäsche eingegangen, zieht den Raum enger, brauner, als wäre die Zeit hölzern umrahmt.

Frances hatte mir gar nicht gesagt, dass sie Besuch erwartet. Es wäre schon schön gewesen, hätte sie Bescheid gegeben. Gerade an einem Tag wie heute.

Crystal schlägt ihre Absätze auf, wie einen Richterhammer.

Du weißt, welcher Tag heute ist?

Sie beugt sich, sieht Res von unten ins Gesicht, holt es mit ihren Blicken nach oben.

Hast du ihn gekannt? Er mochte keine Melon Granitas. Aber Sandwiches mit Miracle Whip und Bacon.

Ihre manikürte Hand auf dem blauen Deckel eines Mayonnaiseglases. Quadratische Toastscheiben liegen auf einem Plastikbrett neben Mikrowelle, Mixer und Sandwich-Slicer.

Alle Home Appliances glänzen wie gerade aus dem Karton gepellt, warten auf ihren Einsatz.

Ein Rand säumt die Teller rot, während halbdurchsichtige Pinnen Toasthälften mit Speck zusammenhalten.

Ein manikürter Fingernagel an einer Lippe.

Eine Zunge leckt Mayonnaise ab.

Jedes Jahr fahre ich zu seinem Grab. Serviere ihm seine Sandwiches. Aber nur mit dieser Mayonnaise! Sie klopft auf den Deckel, wie auf den Kopf eines kleinen Hundes.

Sie ist so nicht mehr erhältlich. Sie haben die Rezeptur wohl verbessert? Aber ich habe noch eine ganze Speisekammer voll davon. 273 Gläser.

Längst abgelaufen. Aber – er ja auch.

Sie lacht halbseitig, als wäre ihr der Strom links ausgefallen, nur rechts heben sich ihre Züge, der Rest steht, erleidet eine Fehlfunktion, die austränt im Augenwinkel von Bud Light.

Wenn ich auf den Friedhof komme, öffne ich ihm die Dose, so wie ich sie ihm immer geöffnet habe. Mit diesen Fingernägeln.

Sie fächert sie vor Res auf.

Er hat das so gemocht. Rot wie Maraschino-Kirschen, und damit dreimal auf das Aluminium klopfen. Ich trinke kein Bier.

Eine Hand in ihrer Hüfte. Akzentuiert von einem Gürtel aus schwarzglänzendem Stretch.

Moschino.

Wie der Stoff darunter absteht, die Blicke vom Leib hält, sie auf den zweiten, den gedachten Leib richtet.

Frances trinkt auch nie Bier. Aber sie hat die Dosenlaschen immer gesammelt, hat Ketten daraus gemacht, endlose Schnüre.

Res' Blick fällt auf das Telefon neben der Küchentür. Es ist ein Kasten, wie eine Butterdose mit Schnur. Crystal folgt ihrem Blick.

Beim Telefonieren drehe ich mich immer in das Telefonkabel ein, und wenn ich mich wieder hinausdrehe, ist es wie Ballett. Trinkst du Bier? Frances trinkt immer nur Cola. Zum Frühstück, zum Sport. Magst du auch Cola? Sport?

Was ist deine liebste Cola?

Meine liebste Cola?, fragt Res mit abwehrend zusammengekniffenen Augen. Cola ist Cola.

Crystal versucht, ihre Stirn in Falten zu legen, aber der Stoff ist zu kurz, nur ihr Rock darf in Falten liegen, hängen wie eine Jalousie, die schweren Beinen den Schlaf ermöglicht.

Diet Cola,
Vanilla Cola,
Vanilla Diet Cola,
Cherry Cola,
Lemon Cola.

Oh, einfach Regular Cola, nickt Res unter Crystals leicht irritiertem Blick. Frances mag gerne Cherry Cola, schon zum Frühstück, zu den Loops. Cherry Cola und Cherry ChapStick. Crystal zwinkert.

Früher habe sie immer gesagt: Mom, ich kann ohne Cola nicht in die Schule. Sie lacht. Klopft mit dem Fingernagel dreimal auf die Dose, öffnet das Bud Light, setzt es an ihre Lippe.

Es ist so schade, dass er das nicht mehr sehen kann. Sein Mädchen. Es hätte ihn so gefreut. Was meinst du, soll ich ihm eine der CDs dazustellen? Ich frage mich das jedes Jahr. Vielleicht, weißt du, vielleicht hätte es ihn auch aufgeregt. Geärgert?

Sie trinkt, wischt sich mit dem Handrücken wie mit einem Taschentuch über die Lippen.

Ich meine, die Fotos. Kennst du das neue Booklet? Sie haben es in Nevada geschossen. In der Wüste. Oder war es an einem See? Er war so salzig. Die ganze Oberfläche bedeckt von Fischen, die auf der Seite trieben. Sie kneift die Augen zusammen. Gesalzener Fisch, ein Spritzer Zitrone, dazu gedämpfter Reis. Magst du Lakritz? Setz dich doch.

Ich mach dir ein Sandwich. Zwei Sandwiches?

Hast du eine Nussallergie?

Keine Sorge, ich nehme eine andere Mayonnaise.

Sie lacht, als würde sie jemand zurückspulen, immer zurück zum Beginn ihres ersten Lachens. Die Farben werden schwächer.

Diese Stelle wurde häufig abgespielt.

Wenn man Sticker ablöst, entstehen Falten, kleine weiße Knicke, bis der Sticker in Gänze weiß wird, nicht mehr klebt, weiß und weich ist, wie ein Stück Stoff.

Mit dem Finger über die nun weiche Stelle fahren.

Und aus der Wand fährt ein Fernseher. Groß und schwer, wie eine braune Dogge klebt er in seinem Angstschweiß an der Wand. Er weiß nicht, wie lange er noch hat, derart weit oben vernagelt, immer auf der Suche nach dem sicheren Körbchen. Tischchen und Deckchen, man hat sie ihm entzogen.

Wirr hängen Kabel und Antennen in den Raum.

Sie kommt gleich, sagt Crystal, die Res auf einen Stuhl vor eines der frisch abgewischten Platzsets schiebt, darauf eine geöffnete Cherry Cola neben einer Melon Granita mit einem Schirmchen. Zwei Schirmchen.

Möchtest du noch etwas zu trinken?

Drei Schirmchen.

Einen Kaffee? Tee? Ich mache den besten Kaffee. Wirklich, ganz ausgezeichneten Kaffee. Noch ein Stück Kuchen dazu?

Ich hab Cherry Pie gebacken.

Res schaut durch ihre Getränke auf eine knisternde Mattscheibe.

Sie nehmen es im Plaza auf. Es ist live, weißt du?

Interview, das kommt von entrevoir. Es ist Französisch für undeutlich sehen.

Rot lackierte Fingernägel erhöhen die Lautstärke auf hölzern verkleideter Fernbedienung.

Ein dicker Teppich liegt unter den Sesseln, auf denen die Künstlerin und ihre Interviewerin sitzen. Blattwerk umgibt sie, und Blüten, die das Bild mit einem süßlichen Duft durchziehen, in den immer wieder ein Sprühnebel fällt, der das Licht bricht, als die Journalistin ihren Kopf dreht und in die Kamera spricht.

Es ist die größte Tour einer weiblichen Künstlerin jemals. Sie führt Sie mit 120 Trucks und einer nicht genannten Anzahl an Frachtflugzeugen durch 22 Länder und wird zwei Jahre dauern. Sie reisen mit einem Zoo und einer mobilen McDonald's-Filiale. Sie bewerfen das Publikum mit Stofftieren, die sich – sie liest – umstülpen lassen zu plüschigem Obst. Sie reisen durch Südkorea, Brasilien, Chile und Mexiko.

Frances Scott lächelt unter wächsernen Flechten. Ungeschminkt wirkt sie, als wäre sie gerade erst aufgestanden, als wäre dies ein Blick auf den Körper hinter der Inszenierung, kurz nachdem sie ihn am Morgen abtrocknete, um ihn Auto fahren zu lassen, fluchend über den West Side Highway zu diesem Interview. Oder wurde sie abgeholt? Um halb fünf mit einem Cold Brew aus einem Tumbler, in so eiliger Entourage, den kalten Kaffee durch den Glasstrohhalm ziehen und verbunden sein, mit den Klemmbrettern und eingeklemmten Nerven, wie sie rauchen zwischen Zeiten und Verpflichtungen.

Frances Scott trägt ein weißes T-Shirt unter einem wollenen Blazer, der vor den Fernsehgeräten die Suchmasken öffnet. Ein wollener Blazer an der Künstlerin ist die Aufforderung, Blazer zu wollen.

Meine Fans haben mir jahrelang immer wieder geschrieben, dass ich doch nach Brasilien kommen solle. Also mache ich das jetzt. Natürlich.

Lächelnd spinnt sie jede ihrer Aussagen in weiches Wohlwollen ein, das sich in den Köpfen des Publikums einnistet, das dort wächst wie eine Raupe.

A Dream Within A Dream heißt ihre Tour. Worum geht es?

Butterflies, sagt Frances Scott. Hits.

Das Publikum applaudiert.

Von allen Alben.

Das Publikum applaudiert intensiver.

In der Originalversion.

Das Publikum steht schreiend und pfeifend auf, schwenkt Transparente, die in der Begeisterungsschwüle so verschwimmen, dass man sie kaum lesen kann. Aber *The Earth Dies Screaming* ist markant, es bleibt lesbar, gehalten von einer kleinen Frau, die wie ein Flummi springt, durchsichtiger Flummi, mit folierten kleinen Sternen, die bei jedem Aufschlag auf den Boden knicken.

Die Bühne ist dem Kinderzimmer nachempfunden, in dem ich meinen ersten Song geschrieben habe, also, wie ich es mir damals vorgestellt habe. Das Kinderzimmer als Puderdose in glänzend Türkis und Sorbetgelb. Eine aufklappbare Spieldose, in deren unterem Becken der Ozean liegt. Delfine schwimmen an irisierenden Plastikpflanzen vorbei. Da sind kleine Türen, die sich wirklich öffnen lassen und leuchten. Man weiß nicht, was sich dahinter verbirgt, was sie so leuchten lässt, aber man weiß, dass man sich danach sehnt, sie zu öffnen, in dieses Licht zu schauen, wie die Milchstraße aus einer Glasflasche verschüttet. Wissen Sie, was ich meine? Galaktisch. Magisch. Denken Sie an David LaChapelle, Petra Collins, MyLittlePony. Eine gelbe Leiter lehnt von außen gegen mein Schlafzimmerfenster. Über sie komme ich auf die Bühne. Ich tanze wieder, tanze auf dem Bett, singe in eine hautfarbene Bürste. Wir haben diese kleinen Vertiefungen. Die Puppen in den Spieldosen hatten sie, damit sie nicht umfallen. Ich stehe nun auch in einer Vertiefung. Jeder hat seine eigene Vertiefung. Wir tragen Schuhe mit Umrissen, die genau in diese Vertiefungen hineinpassen. Ich spiele Gitarre.

Sie dreht den Kopf direkt in die Kamera.

Und ich singe natürlich.

Sie zwinkert.

Und das Publikum kreischt.

Es gibt Plattformen, die mich auf die unterschiedlichen Etagen bringen. Es gibt Plattformen, die mich drehen, mich verschwinden lassen. Vielleicht gibt es auch eine Plattform, die das Publikum dreht, es –

Also Sie reisen mit echten Tieren, sagt die Interviewerin. Hier steht sogar, Sie reisen mit einem ganzen Zoo.

Meine kleine Tierwelt. Ja. Damals hatten wir das Geld nicht. Delfin-Shows kosteten extra im Zoo. Ich habe diese Spieldosen auch nur aus der Werbung gekannt. Ihr Licht ging an, wenn man sie öffnete. Sie warfen Sterne an die Decke des Kinderzimmers. Ein ganzes Kaleidoskop. Es drehte sich, und die Sterne fielen von der Decke. Man konnte unter den Daunen spielen, die Eltern überlisten, wach bleiben im verbotenen Raum der Nacht, den Übergang beobachten. Welcher Glitzer steckt zwischen den Kalenderblättern? Was passiert, wenn man am Ende des Vaterunsers nicht Ja und Amen sagt und seine Adresse nennt? Wie soll dieser eine Gott einen finden? Im Dunkeln. Lunchables essen. Kleine Gartentierchen mit einem Magneten durch durchsichtige Röhrenrutschen ziehen. Ein Babyzebra, einen Koala. Mama und Shetlandponybaby liebkosen einander. Einer der Spielentwickler von damals hat mir beim Set-Design geholfen. Er ist in Rente. Hat ein so schönes, violettes Condo in Malibu.

Ich war da.

Ed, wenn du das siehst.

Hörst!

Sie spricht lauter:

Du hast einen fantastischen, allerletzten Job gemacht.

Bonne Nuit.

Bonne Chance.

Byebye.

Sie winkt, als säße sie hoch oben auf einem Wagen, winkt in das rote Licht der Kamera, für einen Takt, zwei Takte, winkt so lange, wie man ihr nicht in die Parade fährt, aber irgendwann muss die Stichwort gebende Person Stichwort geben, Cola sponsert die Tour sagen, mit dem Blick auf ihren Schoß, wo die Karten liegen, der klebrige Faden, den sie nicht verlieren darf, auch wenn ständig ein feiner Sprühnebel auf ihn niedergeht. Man sieht ihn im Fernsehen nicht, hört ihn nur leise seinen feuchten Film auf alles legen. Den Glanz. Wie Tau an einem Spinnennetz, Wasserperlen, die von einer Spinne einzeln, mit zwei Beinchen genommen werden, damit sie sich das Gesicht waschen kann, langsam, genüsslich, dann erschrickt sie, denn ihr Netz vibriert.

Der Kühlschrank surrt.

Ein Kameramann lehnt dagegen, trinkt Milch aus einem roten Tetra Pak, lässt das dichte Weiß an seinem Kinn herunterlaufen.

Zäh tropft es auf den Boden.

Wussten Sie, dass Koala-Bären nicht trinken? Koala, das heißt kein Wasser. Sie essen nur Eukalyptusblätter. Zwanzig Stunden müssen sie schlafen, um die Blätter zu verdauen. Die vier Stunden, in denen sie wach sind, um zu essen, müssen wir genau abpassen, um sie zu kämmen mit unseren Striegeln. Wir tragen Rollerblades dabei und trinken Cola durch dick gestreifte Halme. Damals hatten wir nur das Knockoff. Die billige Cola, in der viel weniger Zucker war. Aber in den kleinen Pausen habe ich sie mir besorgt, die echten Flaschen. Auf dem Schulhof, auf den Gängen. Ich habe nach ihnen gesucht, mit einer pinkfarbenen Taschenlampe. Ich habe in die Mülleimer geleuchtet und sie geborgen wie Gold. Unter meinem Hoodie versteckt. Ein Delfin war auf meinem Lieblingshoodie. Mögen Sie Delfine? Zu Hause habe ich die Flaschen heiß ausgewaschen. Meine Mutter war nie da. Sie war tagsüber immer in der Reinigung, nachts an der Tankstelle. Anfangs ging mir das Etikett immer ab. Dann sah die Flasche aus wie die der billigen Cola.

Sie lacht.

Heute hat Cola viel festere Etiketten, die lösen sich nicht mehr auf. Alles bleibt. Aber damals. Ich entwickelte eine Strategie, wie die Flasche auszuwaschen war, ohne dass sich das Etikett abwickelte.

Ich liebe Cola.

Die Künstlerin blickt direkt in das rote Licht.

Ich trinke sie zum Frühstück. Vor dem Sport. Ich bin so froh, dass ich Cola als Partner gewinnen konnte.

Das Publikum applaudiert. Das hat sie sich verdient, denkt es, es weiß wieder, dass es sich lohnt, noch fester in die Pedale ihrer kleinen Fahrräder zu treten, sie können nach vorne, oben kommen, Frances Scott ist ihr rosa Stützrad, alle Treppen können sie hinaufkommen. Gemeinsam. Es ist nicht vergebens.

Das rote Licht ist die Herrlichkeit.

In Ewigkeit.

Applaus.

Sehr erfolgreich, sagt die Interviewerin, verkaufen Sie auch dieses Merchandising. Sie hält eine Karte hoch, auf der ein Anhänger in der Form einer Cola-Flasche abgebildet ist.

Die Künstlerin lacht etwas seitlich, also Scham andeutend, als hätte man ihr ein altes Familienfoto gezeigt. Ertappt. Ich hab die Geschichte schon zu oft erzählt. Es ist ein USB-Stick. Ich verrate nicht, was darauf ist. Aber finden Sie es heraus.

Er ist ausverkauft, sagt die Interviewerin, langsam die Karte herunternehmend, und die Künstlerin nickt, wartet, bis die Interviewerin erneut den Kopf senkt, in ihre Notizen schaut. Dann.

Ich darf Ihnen jetzt sagen, dass sie ab heute Abend – nach Ausstrahlung dieser Sendung – nein, direkt nach diesem Interview, wieder erhältlich sein werden.

Das Publikum pfeift.

Aber – sie hebt den Zeigefinger – nur solange der Vorrat reicht!

Das Publikum pfeift lauter, tritt mit den Füßen auf den Boden, es ist ein langer, donnernder Applaus, der sich überträgt bis in die Kantine, in der die Gläser klirren im beleuchteten Buffet. Es ist so ein gutes Wetter. Bestes Wetter. Donnernder Applaus, Blitzlicht und Stars.

Wie schaffen Sie das eigentlich alles? Gerade haben wir Sie erst im Kino gesehen …

Oh, der Film läuft noch, sagt die Künstlerin, lehnt sich zurück.

Sie haben auch den Soundtrack dazu gemacht.

Kann man so sagen, ja. *The Earth Dies Screaming* ist mein Debütalbum. Und natürlich ist es eine Ehre, dass die Regisseurin sich zu seinem Jubiläum des Titels angenommen hat, um einen Film daraus zu machen. Natürlich habe ich dann auch gerne die Hauptrolle gespielt. Und am Skript mitgeschrieben. Also bei meiner Rolle. Es ist mir wichtig, dass man ein Skript nicht als etwas Starres begreift, sondern als etwas Fließendes. Wenn ich erstmal in der Rolle bin, will ich ihr auch vertrauen, Raum geben. Können. Also fließen. Der Film ist so aktuell. Ausgetrocknete Flussbetten überall, in Kalifornien brennen gerade wieder die Wälder. Es ist schrecklich. Heiß. Das letzte Bild des Films ist das Baby. Wir haben es auf Korsika gefilmt. Es war so warm. Wir waren wie eine Familie am Set. Mit dem Baby, das drei Babys war. IVF TO MOVIES heißt die Firma, die Drillinge an Filme verleiht. Es ist ein rosafarbener Van, wie ein Eiswagen. Es war – sie macht eine kleine Pause – *A Dream Within A Dream.* Das Publikum lacht aus herzförmigen Pupillen, nur die Interviewerin verzieht keine Miene, hält sich konzentriert an den Karten fest.

Dieses eher kindliche Thema Ihrer Tour, ist das eine Realitätsflucht?

Frances Scott schaut zur Seite.

Mein alter Manager hat immer gesagt: Sei das einzige Heilmittel für die Geisteskrankheit, die du verursacht hast.

Sie sucht die Kamera.

Hält den Blick, beginnt ihre Aussage zu verpuppen.

Es hat seine Gründe, dass ich ihn gefeuert habe. Wissen Sie, ich werde so oft nach meiner Herkunft gefragt, und dann reden wir über Orte, Wohnungen, die finanzielle Situation meiner Familie, aber meine Herkunft ist auch, wenn nicht im Wesentlichen, das Fernsehen, Kino. Werbung. Meine ersten Songs habe ich nicht über Beziehungen geschrieben, die ich erlebt habe, sondern über Beziehungen, die ich aus dem Fernsehen kannte. Als ich ein Kind war, liefen all diese Filme, die die Grenzen zwischen Kindern und Erwachsenen verschwimmen ließen, in denen Babys redeten, Kinder plötzlich zu Erwachsenen wurden oder in denen Erwachsene sich wie Kinder benahmen, so dass die Kinder erst schrumpfen mussten, damit die Erwachsenen wieder die Verantwortung übernehmen konnten. Damals wurde er aufgelöst, der Ernst des Lebens. Diese Rolle des notgedrungenen Erwachsenseins, als Gegenentwurf zum einfach Sein – also Kindsein.

Ich war in meiner Kindheit nie auf einem Markt, nie bei einem Metzger oder auch nur in einem Deli, alles, was ich kannte, war der Supermarkt. Essen, das sich selbst anpreist, schon gekocht ist, mit aufgedruckten Erwachsenen auf der Verpackung, die mir zuzwinkerten, in direkter Konkurrenz zur Barbie, die damals die Superstar-Gesichtsform bekam, die Augen so groß und blau überzeichnet. Es waren die Tage zwischen Mikrowelle und Dauerwelle. Carrie Bradshaw kaufte sich lieber die Vogue als etwas zu essen, da die Supermodels sie so viel besser nährten. Klimaschutz, Kriege, Katastrophen, das war démodé, Schulstoff für mich, den ich mit meinem Super Fineliner möglichst ordentlich abzuschreiben hatte. Ein Overheadprojektor zeigte mir diese Dinge außerhalb meiner Höhle. Als Rückspiegel auf alles, was weit hinter uns lag, überwunden war, in süßer und natürlich servierfertiger Barbiesahnetorte. Etwas, das wir aber als Hausaufgabe nochmal schriftlich zu bewältigen hatten. Als Buße? Erbsünde? Auch weil Schule natürlich langweilig sein sollte, eine Qual, farblose Übung in Disziplin, damit wir das Fernsehen, die Cola im Kontrast genießen konnten. Wenn Sie also sagen, dass Polly Pocket eine Realitätsflucht ist, dann frage ich mich, ist die Zeit, die ich vor Cerealienkartons und Spielzeugkatalogen, vor dem Fernseher und vor VHS-Kassetten gesessen habe, nicht die Realität gewesen?

Ich manage mich jetzt selbst. Aber nachdem ich von zu Hause ausgezogen war, damals, wissen Sie noch, da kamen all die Angebote, Apps, die die elterlichen Aufgaben übernahmen. Essen zubereiten und abholen, bringen und fahren. Natürlich habe ich ein großes Team. Aber alle Entscheidungen – tall, grande, venti –, die treffe ich. Den Film haben wir bereits vor zwei Jahren gedreht. Das ist Zufall, dass der jetzt veröffentlicht wurde, quasi gleichzeitig mit dem Beginn meiner Tour. Mein Team hat den Zufall gut im Griff.

Wieder schaut sie in das rote Licht.

Wartet.

Lächelt.

Und dann beginnt er, der Applaus. Frauen in bestrickjackten mittleren Jahren geben ihn neben mütterlich untersetzten Männern, die sich die Tränen aus den Schatten ihrer funktionalen Brillen wischen. Zwischen ihnen hüpfen kleine Mädchen auf leuchtenden Sohlen.

Die Augen des Kameramanns glänzen.

Aber an der Interviewerin perlt das alles ab, als wären

Publikum und Kameramann gar nicht da. Als hätte man sie nachträglich in die Szene geschnitten.

Ich habe gehört, dass Sie die Tourproben filmen lassen und sich die Bänder dieser Proben über Nacht anschauen, um am nächsten Morgen jeden mit den Zeitlupen seiner Leistung zu konfrontieren. Sind Sie eine strenge Chefin?

Am härtesten bin ich zu mir selbst. Es gibt da einen Künstler, ich erinnere seinen Namen gerade nicht, er ist Brite, der hat mal gesagt, dass er sich in seinen besten Songs nicht wiedererkennt. Darum geht es mir. Darum geht es allen. Man will sich selbst zu einem populären Dritten machen. Will sich bewundern können, sich im Katalog selbst entdecken, sich bestellen wollen.

Sind Sie Fan von Frances Scott?

Die Künstlerin lacht. Schaut an die Decke des Raumes.

Das können Sie mich doch nicht fragen.

Wieso?

Weil ich darauf nicht antworten kann. Sobald das nie Ausgesprochene, aber immer Implizierte, ausgesprochen wird, also, dass all das, was wir hier machen, nur stattfindet, damit sich eine Person, die sich selbst hasst, in einer Figur, die sie zumindest glaubt selbst erfunden zu haben, spiegeln kann, um sich dadurch wenigstens etwas zu respektieren, sobald das ausgesprochen ist, fällt doch alles zusammen. Das Publikum müsste dann doch bemerken, dass es in diesem Kreislauf verhöhnt wird, dass es überhaupt nicht gemeint ist, im Gegenteil, dass die Masse genau die Durchschnittlichkeit repräsentiert, die ich fürchte, ja, verabscheue wie sonst nichts. Fans, das sind die, die wir hinter uns gelassen haben. Keine

Kohle für echte Cola. Wir brauchen Fans, das Publikum als einen Punkt, von dem aus wir uns wegarbeiten können. Als eine Einheit, je mehr Publikum, desto steiler, länger der Weg, der zurückgelegt wurde. Wir messen ihn in Dollars, Streams, Likes. Wie objektiv zufrieden kann ich mit mir sein? Wie weit bin ich von der anonymen Masse entfernt, dass sie sich nach mir sehnt?

120 Millionen Follower, das macht ungefähr 120 Trucks auf Welttournee. Aber was bedeutet das?

Vielleicht 1,2 Millionen Dollar für in die Optik eingreifende Operationen?

Es ist ein fortlaufender Prozess. Erst geht es darum, sich die Eltern, das erste Publikum, aus dem Gesicht entfernen zu lassen. Herkunft, Authentizität, alles, was zu beschwerend ist für eine Katalogseite. Dann das Alter. Ich bin für immer das Young-Girl. Gegenteil von allem, was wir vergessen wollen. Aber daran kann ausgerechnet ich doch nicht erinnern. Oder? Es heißt immer, wir wollen, dass die Dinge uns ähnlich sind. Aber eigentlich wollen wir doch den Dingen ähnlich sein. Ich muss das bezahlen. Können. Die Operationen nicht, die kann ich auch einfach zugeben. Und über die Frachtflugzeuge rede ich nicht. Ich bin natürlich nie zufrieden mit mir, meine Idee davon, wie ich sein sollte, das Leben, wie es aussehen sollte, der Traum ist immer größer, zufriedener, als ich es bin. Sein kann. Je könnte. Die Mode ist immer schon da. Ich muss ihr entsprechen. Muss Leute kaufen, die machen, was ich ihnen sage, oder die die Ideen haben, die mir fehlen. Ich kann Kulissen auf die Bühne stellen, die aussehen, wie Spaß in visuellen Medien dargestellt wird. Werden muss. Aber meinen Sie, es macht Spaß, zwei Jahre lang in ihnen zu tanzen? Zu den immer gleichen, teilweise jahrzehntealten Songs? Also Entwürfen von mir selbst, die mir heute peinlich sind? Aber man muss es ja machen, um die Masse zu bewegen, zum Kaufen, um es wahr zu machen, was man sich vorgestellt hat. Nur sollen die Käufer und Käuferinnen wissen, dass es immer eine Farce bleibt, anstrengend ist, sich selbst und allen anderen eine Illusion zu verkaufen, deren Verteilerin man zwar ist, aber in letzter Konsequenz niemals dessen Urheberin? Ich meine, warum wollte ich diese Spieldosen? Will. Ich will sie. Aber welche Sehnsucht erhärtet sich in sorbetfarbenem Plastik? Ich war in der Fabrik. Ich weiß, unter welchen Bedingungen die Dosen hergestellt werden. Ich hab sie gesehen, die runden Rücken, ihnen zugewunken, und sie durften nicht zurückwinken. Wir haben 1,2 Millionen Spieldosen für die Tour anfertigen lassen. Das darf ich eigentlich noch gar nicht sagen. Und trotzdem kann ich nicht aufhören. Ich arbeite für die Dokumentation meines Lebens, die ich aber auch selbst in Auftrag geben muss, weil sie sonst nie wird, wie ich sie mir vorstelle. Wenn andere mich darstellen, wie ich ihnen beigebracht habe, wie ich darzustellen bin, dann ist das Macht. Geld. Aber in letzter Konsequenz doch nicht befriedigend. Niemand ist von alleine darauf gekommen, mich so darzustellen, es ist nicht echt. Ich bin so nicht. Ich habe mich in dieses Licht stellen lassen. Merkt niemand, warum ich das wollte? Wie kann es befriedigend sein, wenn andere in meiner Gegenwart den Text sprechen, für den ich sie bezahle? Theater. Ich bin nackt, küsse meinen eigenen Schweinekopf und beneide das Publikum um nichts, außer um seine Perspektive auf mich. Ich habe mich so weit von ihnen entfernt. Ich kann meine unerfüllten Sehnsüchte von damals nicht in mir sehen. Denn ich sehne mich weiter und werde mich nie so sehen können, wie sie mich sehen, obwohl das alles ist, was ich immer wollte. Mir zugucken beim Gewinnen. Das Leben ist ein Kampf mit dem Teufel in den Grotten des Gehirns. Und die Kunst? Ist die Feier des endgültigen Urteils über einen selbst. Ibsen! Sagte ich schon Theater? Mein Vater ist gestorben, als ich elf Jahre alt war. Ich erzähle das in meinen Songs, seit ich dreizehn bin. Und seitdem ist es so, als wäre es nicht wahr. Es ist jetzt eine Erzählung. Eine lore. Sie fährt ohne mich auf den Schienen Tausender, die nichts mit mir zu tun haben. Könnten meine Fans auf Tour aber noch entspannen – also die Merch-Pullover mit dem Delfin kaufen –, wenn sie wüssten, welche Selbstauslöschung der Motor von allem ist? I am the dressed up death. Ist es nicht besser, sie wissen das nicht. Ganz. Nur den Hauch einer Ahnung von nichts, in ihrer diffusen Sehnsucht, es mir gleichzutun, während ich in nassen Absichtssymbolen an ihnen heruntertropfe. We are happy to serve you. Aber würden sie mich auch noch bewundern, wenn sie bei vollem Bewusstsein wüssten, wie ich sie verachte, benutze und ihnen in Masse gleichzeitig ausgeliefert bin? Und glaube ich nur, dass sie es nicht wissen, oder wissen sie es, und es ist ihnen egal, da es ihnen letztlich gar nicht um mich geht?

Wer bin ich?

Bin ich beneidenswert, oder ist all der Neid, der mir gilt, gar nichts wert? Bin ich lucky oder nur lucky, weil ich weiß, dass man an meiner Stelle lucky sein müsste. Aber bin ich traurig? Oder bin ich nur traurig, dass ich traurig bin, weil sich unsere Bedürfnisse in einer Unbestimmtheit zwischen uns treffen, zu der niemand Zugang hat.

Ist das zu fassen?

Wie bringt man diese Unbestimmtheit zur Zufriedenheit aller um?

Vielleicht ist die Antwort auf meinem Cola-USB-Stick.

Sie lächelt.

Legt dann eine Hand auf das Knie der Interviewerin. Sie sehen, würde ich diese Frage ehrlich beantworten, würde alles offensichtlich. Sich im Kreis drehen. Immer und immer schneller –

Die Interviewerin zuckt mit den Schultern.

Wer sich im Kreis dreht, hat immerhin Auftrieb.

Frances Scott klatscht in die Hände. So. Das war's. Wir müssen das alles schneiden. Das kann nicht in den finalen Cut.

Die Künstlerin sieht sich um, erwartet, dass ihr Team kommt, drei Frauen, dass sie sie nochmal abpudern, ihr Haar glätten und die Lippen glänzend nachziehen, aber es kommt niemand.

Immer langsamer klatscht sie in die Hände.

Die Interviewerin beobachtet den Popstar in genießerischer Neugier, wirkt zum ersten Mal so, als hätte sie gute Karten, hielte sie fest in den Händen.

Sie meinen also, wenn Sie das so sagen würden, wie Sie es gerade gesagt haben, würde das alle zum Umdenken bringen? Wie in einem Film, einem schlechten, in dem die gesamte Charakterentwicklung durch die Rede eines Mentors oder einer Mentorin eingeleitet wird? Sie glauben, Sie können den Menschen direkt in die Eingabeaufforderung sprechen?

So gefährlich sind Sie?

Die Künstlerin fasst in die Seitentasche ihres Blazers, holt ein Päckchen Nelkenzigaretten hervor.

Sie glauben also, wir müssen das nicht schneiden?

Ich glaube, wir sind live, sagt die Interviewerin.

Frances Scott bläst Nelkenrauch in Richtung der roten Lampe.

Habe ich Ihnen schon von dem zweiten Partner erzählt, mit dem ich reise?

Sie gibt der Interviewerin eine kleine grüne Karte.

Es ist ein Gutschein.

Ohne Fruit Loops komme ich morgens nicht in die Gänge.

Das Tropfen ist lauter als je zuvor. Es ist ein stetiges Unwohlsein. Etwas Weniges zerfetzt im Zuviel des Gleichen. Res blinzelt vor weißer Fläche.

Sie steht in kalter Flüssigkeit. Es gibt keine Möglichkeit, etwas dagegenzuhalten, außer einer Hand über der Stirn, dann tropft sie auch von ihrem Handballen, kleine Peitschenhiebe auf das, was unendlich scheint.

Eine weißgraue Fläche.

Wo bin ich?

Wie Migräne hängt Res die Luft über den Augen. Blitzt ferne Schmerzen durch die Feuchte, die sie einatmet zum dumpfen Leerlauf in den Lungen. Immer bleibt ihr Körper Europäerin, nie wird er Amerikanerin. Weder hat er Trockner noch AC, er hängt geklammert an dünn gespannter Schnur. Und das weiße Wasser reißt nicht ab. Da ist kein Ufer, nur eine poröse Begrenzung geht um Res herum, ein Kreis aus grob glänzenden Poren.

Was ist das? Sie steckt den Kopf zwischen den Armen hindurch, zögert. Wie das riecht. Sie beißt in klebriges Weich. Ein vertrauter Geschmack, der in Masse kaum auszuhalten ist. Mais unter Druck zerkocht, zum klebrigen Zopf verdreht und türkisblau eingefärbt. Ein Fruit Loop, der unter Res' Griff zuckrige Fäden ausschwitzt. Wie lang sie sich ziehen, wie schnell und flach Res atmet.

Wie ungerührt alles einfach weitertropft.

Res stößt Schreie aus, die als flache Signale über das Weißwasser gleiten, es sachte streifen in kleinsten Wellen. Milch.

Res fühlt sich steif unter siedend heißen Lidern, zappelt, sieht die Hände vor den Augen nicht mehr, versucht sich tiefer zu bohren, in der Milch den Dingen auf den Grund zu gehen, aber sie bewegt sich nicht schnell genug, hängt fest in ihrem Garn.

Da.

Vom Himmel scheint er zu kommen. Ein Stahlträger mündend in einer elliptischen Ladefläche, die alles, was Res sieht, in den Schatten stellt. Sie klammert sich an den Loop, und sofort vertieft sich ihr Griff klebrig, bröcklig, während die Ladefläche samt Griff in die Umgebung einbricht.

Es ist ein Löffel, der sich die Milch herausnimmt und Res die Sicht freilegt, auf andere. Loops in Grün, Blau, Rot. Sie stoßen gegeneinander, wie ein Autoscooter unter dichtweißer Wolkendecke. Aber Res kann weder Kreischen noch Musik hören. Sie versucht ihren Loop anzuschwimmen, gegen die Strömung, wie ein Bodyboard, das sich unter ihr auflöst, mit seinem Bruch drohend, immer kleiner wird, wie die anderen Loops auch wieder kleiner werden, von ihr wegtreiben.

Die Sicht wird wieder eben.

Einsam.

Ihre Bewegungen waren schon immer zu winzig, hatten nie eine Auswirkung in der Masse. Schwerwiegend allein sind ihre Arme. Türkis melassige Brocken haften an ihnen wie Schlamm, sie versucht sie abzustreifen, und sofort umspinnt sie die Milch, wie der Körper einen Fremdkörper.

Kapselt sie ein.

Und die Milch wird süß.

Res spricht sich gut zu, aber ihre Worte sind zu nass, gehen sofort unter, wie ihre Kleidung, sie muss sie loswerden, das milchgesättigte Textil ist zu kalt, filzig, unmittelbar sinkt es ab in die losen Fäden der Milch.

Sie sieht ihm noch nach, da wird es wieder dunkel.

Der Löffel senkt sich nun direkt über ihr herab, ein grauer Mond, der seitlich in den See einbricht, ihn zerschlägt wie ein hartes Dessert.

Ein Windzug.

Oder sind das die Seufzer der anderen?

Res' Gesicht ist kalt. Der Einschlag war nah, die Milch schäumt ihr beißend in Nase, Mund und Augen. Sie wusste nicht, dass die Loops von Klebstoff gehalten werden, aber sie schmeckt ihn jetzt, sieht nichts als Weiß, aber spürt die Kälte des Löffels unter ihr, als er sie erhebt, wie eine Plattform, auf der sie dicht an dicht mit den anderen zusammenschlägt.

Frauen in Kleidung wie aus Joghurt schlafen, mit schwarz geöffneten Mündern und den Köpfen so zurückgelehnt, blau über die klebrigen Banden der Loops. Ihre langen Haare sind das Einzige, was sich bewegt, wie Seegras tanzen sie in der Milch.

Zucken.

Ein fauliger Wind weht.

Er scheint aus einem Tor zu kommen, wachsrot, wie von einem Lippenstift gestrichen, hat es weiße Ränder angesetzt. Mit Watte und Alkohol könnte man alles entfernen, denkt Res noch, dann hört sie sie. Leise. Die wie auf Miniaturschienen durch die Szenerie fahrende Musik.

Track 5.

Sie weiß, dass es Track 5 ist, kann ihr Wissen aber nicht zuordnen, also misstraut sie diesem Wissen. Aber Track 5 vertraut sich, beschwingt den Löffel, gibt ihm Fug und Recht, alles geht seinen Gang, in allerbester Laune wird geschnipst in gelackten Schuhen. Und große schwarze Hunde bellen, zurückgehalten an einem sie würgenden Geschirr.

Res wird übel, als das Tor ihr so nah kommt, dass sie danach greifen könnte, rot gerahmte Fäule, vor der sich der Löffel herabsenkt, als würde er einrasten, von Ketten gezogen, rattert er, hält die Beförderung dann aber ruckartig an. Wartet. Bevor er in einem Zug das Tor passiert. Nur um wieder stillzuhalten, bis er sich unter dem sich langsam schließenden Tor zurückziehen kann.

In kariöser Stille versinkt alles.

Schwarz.

Da ist nichts außer einem Takt.

Er zieht sich durch alle Wände, ist die Maschine im Nebenraum, aber steckt seine Arme in jeden Millimeter Wand und Fuge, durchpocht alles, was ihr immer wieder nass die Füße streift, bis ihre Knie einknicken, sie vorwärts stürzt und ein kurzer Lichtspalt die Sicht auf fahle Mahlsteine freigibt, die gerade ihre Arbeit aufnehmen, unter Krach Loops und Gesichter zerstampfen.

Tränen.

Wie mit einer Pistole geschossen in Res' Augen. Sich übergeben müssen. Sofort. Dass das so schnell geht, dass es passiert, ihr überhaupt passieren kann. Ist sie nicht der Rahmen, an dem alles hängt? Wie kann er brechen, denkt sie noch, wie kann das wirklich sein, als die Milch sie auf einen von Frances' Zähnen spült und von oben ein zweiter naht.

Draußen. Ein Mann. Kein Netz hält den doppelten Boden seines Bauches. Eine Kamera schlenkert darüber, schießt am fest gewebten Nylongurt aus der Hüfte, aus der Reihe, ziellos zwischen den Menschen hindurch entwischen ihm die Momente, fallen links und rechts aus dem Bild.

Ein Drittel eines Mülleimers auf generischer Gewerbearchitektur.

Zwei Drittel Beleuchtungsmittel.

Er schlendert, dreht sich, fotografiert Frances Scotts Brustkorb auf dem Plakat, das an der Halle zu Hunderten angeschlagen ist. Er fotografiert es so offensichtlich, direkt vor dem Plakat stehend wie aus dem Hinterhalt. Als sollte Frances den Schuss nicht hören. Abgeschossen werden, als wäre nichts passiert. Gehen Sie weiter. Hier gibt es nichts zu sehen.

Aber sein Auge wölbt sich in den Sucher über Frances' Brustkorb. Wie braun er ist.

Wie eine Bratwurst, denkt der Mann. Gerade aus dem reinsten Fett enthoben und keinen Millimeter schwarz. Alle schädlichen Strahlen wurden vom Öl glänzend reflektiert. Frances Scott ist der unwahrscheinlichste Moment, genau getroffen. Das macht sie so heiß wie unheimlich. Er zoomt noch näher heran. Unecht. Unter dem rot plastinen Sonnenvisier, in diesem T-Shirt so ideal gerissen, dass ihr Brustkorb sich daraus erhebt wie ein Soufflé im Moment kurz vor dem Bruch. Es senkt sich, nur um sich wieder zu erheben, durch einen Atem, der das Mikrofon übersteuern lässt.

Am Bühnenrand steht sie.

Über Wellen weißen Rauschens hält sie den linken Arm gehisst. An ihren Fingern hängt ein Meer aus Köpfen. Hunderttausende Nylonfäden enden in offenen Mündern, kein Gedanke nirgends, bis ihr Arm fällt und den Beat droppt, scheppernd wie grüne Flaschen, die in einer Gischt zerspringen, ihren nassen Drip aus Fun und Seeligkeit durch alle Adern schießen.

Und Slot-Machine-Augen drehen durch Sterne und Dollar in Herzen.

Aber ihr Arm hebt sich wieder, und die Körper werden beraubt. Kreischen. In ihrem einsamen Sog. Immer nur auf sie bezogen, wie sie zur Seite schaut, als wäre da etwas. Milchschokoladiges Lächeln. Warm schmiert sie es an der Masse ab,

three, four, five

die nun weiter nach vorne drängt, nicht wissend, wogegen,

six, seven

sie hören die Stimme in Frances' Ohren nicht.

Sehen nur ihr Lachen, diesen Hals, aus dem es zu kommen scheint, die endgültige Quelle aber muss ihr Brustkorb sein, sich von ihm heben und senken lassen, in seinem Glanz, so verheißungsvoll, als hielte er das Geheimnis in sich vergraben.

Den Wunsch-Juwel. Sie wollen ihn sich herausnehmen, in ihren eigenen Solarplexus einsetzen und so süß strahlen.

In Pleasure.

Forever.

Prepare for break

Wie sie zittern vor Gier. Du hast sie, wo du sie brauchst, sie werden dein Bild in ihren Häusern aufhängen, fünfmal größer als sie selbst, denn du bist ihnen Kompass und Ziel, wandelst ihr Leid in Lied.

Alle werden immer von dir singen,
dich nie aus ihrem Bewusstsein tilgen.
Können.
Raise left arm
three, two, one
Niemand von ihnen wird sterben, ohne deine Sakramente gekauft zu haben, bezahlt zu haben.
Strike the pose
Frances legt den Kopf schief.
Zwinkert.
Nimmt das Kreischen mit dem Atem auf, lässt es in sich wallen und wuchten, bis es ihr den Arm herunterdrückt, und die Regler gehen rauf.
All sources: release
Frances federt über die Bühne. Getragen von Musik, die nur das Geräusch ihrer Bewegungen zu sein scheint. Sie muss sie sein, die Dirigentin der fruchtnassen Laune, die sich wie flüssiges Weingummi auf Tausende von Zungen legt, die Venen und Arterien auskleidet in bunte Röhrenrutschen, durch die Frances Scotts Slogans rauschen, oh, Baby, wie sie immer und immer schneller aufeinanderfolgen, in Spiralen und Loops, mit zwei Fingern richtet sie ihr Mikro, singt mit geschlossenen Augen, in dieser Anstrengung, die Hingabe ist. Eine leicht reibende Stimme, unschuldig zwischen die Beine gehaltene elektrische Zahnbürste, und von der ersten Zigarette schmerzender Kopf gegen das blind vibrierende Busfenster. Wie rosa sie waren, die nackten Körper auf dem nassfeuchten Poster-Papier. Die E-Gitarre zerreißt das Centerfold am Mittelknick, vorbei an Zeigefingerkuppen blutig stechenden Heftklammern und lang ausgestreckten Zungen, auf denen hellblau das Brausepulver brizzelt.

Frances' Bewegungen sind Boxschläge, legen sich nieder auf alle Trommelfelle. Mit jedem ledernen Schritt geht eine unsichtbare Kontrahentin als blonde Knete in die Knie. Weich, schmierend kickt sie in einen rot wachsigen Mund.

Celebrity Deathmatch.

Und auf Kniescheiben wie Frisbees rutscht sie zum Bühnenrand. Eine Hand zwischen ihren Beinen stoppt sie angewinkelt im Überschwang. Ihr Kopf fällt in den Nacken, die Haare zu Boden, ein beachy Geflecht aus Salz und Sonne zu Schweiß auf den eigenen Lippen. Sie leckt ihn auf, kleine Bläschen, die im Click-Track platzen, dem Monitor-Puls, an dem sie hängt,

seven, six

die nichtmenschliche Stimme

ihre Marionettenspielerin,

die blechern alles diktiert.

Sie folgt ihr.

Auf die Sekunde. In dieser immerwährenden Hast. Folgt ihr so gut wie keine andere, über den Spielplan aus für die Masse unsichtbaren Spielfeldern.

Home Run.

Prepare for: fireworks

Die Stimme lässt keine Verhandlung zu, da ist nur die sichere Aussage

three, two

über die immer nächstgelegene Zukunft.

one

Der Computer hält jedes Versprechen und Frances den Takt. Harrt ohne Bewegung aus, kneift Augen und Lippen fest zusammen, als das Feuerwerk wie Frittierfett an ihr hochspritzt.

Finale, das hieß schon immer die Nylonfäden an ihren Händen versengen.

Concert completed

Unter der Bühne reißt sie sich die Kabel aus den Ohren, und ein Headset reicht ein Handtuch.

Keine Worte.

Nur ein Schluck Wasser aus einer Plastikflasche.

Ein Nicken.

Ein leerer Blick.

Und das Gehen auf plötzlich so schweren Beinen.

Fremd wirkt sie, auf dem Kugelgarn vor den weißen Türen. Sie ist zu farbsatt, ihre Formen sind zu menschlich, vulgär neben den nummerierten Winkeln der Räume.

Ruhe.

Alles reduziert sich auf das Wesentliche, aber sie ist das Unwesentliche. Rauschen. Es hängt hier hinter Glas. Im immer gleichen Abstand finden sich Taxidermien von Momenten aus Federn und Ekstase. Sie sind noch kielig, aber schon auf Sand, sitzen nicht mehr richtig. Niemand kann Ekstase lange aufrechterhalten. Matt schauen gläserne Augen aus Standbildern an ihr vorbei auf die Stehtische, silbern, mit abgepackten Wasserflaschen, neben Türen, die sich wispernd schließen. Niemand soll ihr auf diesem Weg begegnen. Können. Sie angucken. Dürfen. Unbeobachtet will sie ausschleimen, wie eine Schnecke, sich ausschweißen in Hand und Handtuch, hängender Schultern bis zu der Feuertür ihrer Garderobe, hinter der eine der Visagistinnen sitzt, in einem gebügelten Herrenhemd auf einem Hocker, Kaugummi kauend, tippt sie auf ihr Blackberry, mit so weißen Fingernägeln, in dieser Eile sieht sie auf, gibt Komplimente aus.

Komplimente, die Frances schon gehört hat, so oft, sie gehören ihr, lagern in all ihren Schränken, Schubladen, Frances wird sie nicht mehr los, ständig kopieren sie sich, werden mehr und mehr.

Brauchst du mich noch?

Frances Scott nimmt das weiße Handtuch von ihren Schultern, hält es beidhändig, zieht ihr Gesicht daran entlang, so dass all ihre Farben mit Schleim und Schweiß in dem Frottier verwischen, das sie nun hält, wie einen Hasen bei den Ohren.

Tot.

Die Visagistin lässt das Blackberry in die Schürze fallen.

Wir sehen uns dann morgen. Also heute. Wir können das alles in einem Zug machen. Um halb fünf bin ich bei dir.

Frances sieht sie im Spiegel, die Visagistin, wie sie die Hand hebt und wie die Tür dann zufällt. Frances atmet gegen das Mikro, das noch immer vor ihrem Mund hängt, als hätte sie nie hineingesungen, als wäre es immer nur Attrappe gewesen.

Willkommen bei McDonald's, Ihre Bestellung bitte?

Sie grinst.

Nimmt das Handtuch, zieht es wieder über ihr Gesicht, wie einen Aufzug von Etage zu Etage, bis alles schwarz wird.

Willkommen bei McDonald's.

Ihr Burger ist leider verbrannt.

Sie legt den Kopf schief.

Das Handtuch fällt auf metallene Pinsel und dünne Stifte.

Ihr Grinsen wird breiter.

Und die Pommes sind leider aus.

Es tut uns wirklich sehr leid.

Sie greift in ihre Mundwinkel, zieht sie hoch, weit über das Frances-Scott-Lächeln hinaus, zieht es, als hinge es hinter Glas.

Milchshake, fragt sie undeutlich in die rot gezackten Blitze auf ihren Augäpfeln, über den leicht rötlichen Schattenseen darunter.

Sie lässt die Hände sinken.

Sicher, sagt sie. Wasser haben wir auch.

Sie zieht den Hahn hoch, ihr Kopf geht unter den Strahl, und das Wasser perlt an ihrem Haar ab, sie streicht es zurück, als wäre sie gerade aus einem Pool gestiegen, aber das Wasser läuft noch, als sie ihre Brille aufsetzt und einen Sweater über das verschwitzte Bühnentop zieht.

Sie steigt aus der Hose, steht in Schuhen und maßgeschneiderter Unterwäsche vor dem Spiegel.

Eingenäht hat man sie wie eine Schaufensterpuppe, ihre Scham liegt erstickt unter der Naht zwischen den Beinen. Eine laute Hose zieht sie darüber, silbernes Nylon, das raschelnd an den Knöcheln festgebunden werden soll, als könnte sie fliegen, wegfliegen, in Turnschuhen mit Chromledersohle geht sie über den langen Flur.

Und das Wasser läuft.

Lange habe das ja nicht gedauert, bis sie ihm ähnlicher geworden sei, raunt der Flur.

Ein Wassertropfen hängt an Frances' Kieferknochen, er schaukelt, wird immer größer, schwerer, fällt auf das Kugelgarn, platzt wie Glas in Scherben, aber der Flur zuckt nicht mit der Wimper, gähnt nur der Länge seiner Winkel nach, streckt sich, beobachtet, wie in seinem Gähnen Frances' Schritte noch größer, schneller werden, er will wissen, wie wichtig ihr das ist. Jetzt. Immer noch.

Nach über tausend Shows.
Hört das denn nie auf.
Unablässig wird er länger.
Komm doch, komm doch.
Er reizt sie aus jedem seiner Winkel.
Stichelei wird zum Fluchtpunkt des Raumes.
Frances Scott von hinten.
Wie auf einem Laufband.
Sie geht.

Rennt fast in dieser silbernen Hose. Ihre Hände schlagen um sich, als kämen die Fliegen. Sie ist ein halb in Alufolie gewickeltes Obst im Spätsommer. Die Sonne steht tief, der Saft sprießt. Überall krabbeln Tiere, strecken kleinste Fühler und Fanggarn aus, rüsseln sich den Saft aus ihren Poren.

Lasst mich, raunt sie durch den Flur, und einmal laut angesprochen, lässt seine Spannung einfach nach.

Eine Treppe lässt sich auf Frances ein.

Sie federt sie hinunter, bis sie in einem weiteren Flur steht aus den gleichen Tischen, Flaschen, Bildern. Und sie macht die gleichen, großen Schritte, aber dieser Flur ist nicht. Lässt sie in Ruhe die Tür erreichen.

Ihr Mund.

Die Lippen stehen ihm leicht offen, da ist das Geräusch ihres Atems, das Klicken des Gaumenzäpfchens im Speichel, als ihre Hand auf den Knauf schnellt, ihn herumdreht.

Und ihre Augen kreisen wie Scheinwerfer über Frances-Scott-Kopien, kleinere, größere, männliche. Auf Zeit genähte Kostüme dampfen Nudeln mit Mäander-Ornament aus. *We are happy to serve you.* Der Polyester glänzt, aber sitzt nicht richtig, da ist keine Spannung unter dem Stoff, die Ballons gehen nicht auf, fliegen nicht, verlieren an jeder Naht. Frances verdreht die Augen, aber nur innerlich. Sie hat ein Wendegesicht. Nirgends Nähte, überall Motiv. Sie liebt sie, diese ersten drei, vier Schritte, bevor man sie bemerkt. So wäre es also, wenn sie eine von ihnen wäre, so würden sie fallen, die Stäbe, aber irgendjemand ist immer der Erste, wirft die Hand vor den Mund und zieht ihn zurück, den blauen Mikado-Stab, als würde er mit Anlauf auf sie zurennen, den Hochsprung in ihre Arme suchen, aber entscheidet sich dann doch nicht zu rennen, sondern zu klatschen.

Und dann klatschen alle.

Danke, sagt sie. Den Kopf schief in einem schüchtern gehaltenen Lächeln, als würde sie sich für diesen Applaus schämen, ihn für überflüssig befinden und nicht genau für ihn leben, sich so fest in ihn hineinkrallen, er muss passieren, muss sie immer umgeben, während sie vorgibt, nicht zu wissen, dass nach dem Applaus alle innehalten, glauben, es würde eine Ansprache geben, aber sie hält keine, nie. Sie sagt nichts. Mehr.

Es ist doch alles gesagt.

Also bitte. Kommen Sie auf sie zu. Und einzeln. Denn alle sind doch so besonders, wollen besonders diesen Moment nicht zerstören, in dem sie endlich von sich erzählen können. Vor ihr. Der Ort, an dem sie so oft einkehren, soll seinen Blick zurückwerfen. Sie soll es jetzt wissen, wie viel sie speziell ihnen bedeutet, und das eine oder andere Album, auf die ein oder andere Tour. Sie glauben, Frances Scott müsste sich erinnern, wie das war, als sie jeden einzelnen von ihnen durch diese Poster sah. Endlich bemerken, durch wessen Ohren sie ging, um leuchtende Buchstaben umzudrehen hinter den Stirnen, tags, nachts. Ihr muss das alles genauso einzigartig scheinen, wie es ihnen scheint.

Oder?

Sie schreiben es der Aufregung zu, dass sie ihre Besonderheit nicht in Worte fassen können, sie kommen da einfach nicht heran, die Worte bleiben ihnen in den Hälsen der anderen stecken, denn alle würgen die gleichen Einzigartigkeitsbehauptungen hervor.

Da!

Ein Satzteil, den sie so dringend gesucht und gebraucht hätten. Und da: der Wirbelsatz einer Erfahrung. Aber das Fleisch fehlt, nirgends glänzt etwas, frisch sehnig, muskulös. Alles bleibt Gerippe. Roadkill auf heißer Straße, auf der sie sich winden, in dem Bekenntnis, dass sie sich in ihr sehen, in ihren Lyrics, dass sie so zu ihnen sprechen, oh Baby, als würden sie selber sprechen. Singen. Aber ums Verrecken will nichts bei Frances ankommen, sie hört nichts mehr, lächelt durch sie hindurch.

Das ist das Lachen, das sie aus dem Fernsehen kennen. *My MTV.* Laicht warm sein Lachen in deine Leere. Lass auch du deine Leere in dein Lachen laichen, auf dass andere sich in deiner Leere sonnen.

Sie ist ihr so lästig.

Diese dick weiße Speckschicht Höflichkeit, durch die sie nun durchmuss, niemand greift sie heraus, quetscht ihr den Mund zusammen, um ihr Größeres einzuflößen. Man soll sie an den Haaren ziehen, sich über sie stellen, sie einschüchtern, verbrennen mit Alkoholatem. Niemand kann seinem Erlebnis mit einem Kunstwerk über die Künstlerin näherkommen.

Habt ihr das Interview aus dem Plaza gesehen?

Spiegelblanke Augen schauen durch sie hindurch,

wollen Fotos. Schnell. Sie sind so eingeseift, der Moment rutscht ihnen gleich von der Epidermis. Sie wollen ihn auffangen. Schnell, schnell. Frances guckt in bunte Sidekicks und Motoflips. Lässt sich grob verpixelt an E-Mails anhängen und um den Globus schicken. Der Moment wird sofort zur Behauptung einer Begegnung, die andere dazu bewegt, sich die gleiche Behauptung zu kaufen. Wie gut sie damit aussehen werden. Jeder macht gerne Werbung mit Frances Scott, weil jeder glaubt, sie sei die beste Werbung für sich selbst. Sie ist ein ponzi scheme mit Playlist, die sie selbst erstellt hat, im Halbdunkel auf ihrem Bett. Jetzt bläst ihre Musik den Staub von den Blättern der Konferenzraumpflanzen. Denn das Buffet ist eröffnet.

Calimocho.

Sponsoren-Cola auf Rotwein mit einem Schuss traubenzuckrigem Brombeerlikör.

Oder lieber ein Peach Bellini?

Pürierte rosa Prinzessin auf Prosecco.

Frances' liebster ist der Sazerac. Bitter und Rye mit Zucker an zwei Limonenzesten. Die Barkeeperin gibt ihn Frances in beide Hände. Und während sie nippt, gehen auch bei den anderen die Prozente den Strohhalm rauf, aber niemand wird billig. Tanzt, lacht. Niemand besäuft sich am Erleben. Alle stehen beieinander, gestikulieren gläsern, geben staubig die Vitrinenworte wieder, die Frances ihnen ausgestellt hat. Wie Panini-Bildchen wollen sie sie tauschen, die Fotos auf den kleinen Handys. Sich dann nochmal nebeneinanderstellen, ihre Aufregung in groben Pixeln spiegeln. Wie mechanisch es klickt, während Frances noch immer unter ihnen ist, begraben von immer und immer wieder dem ersten Akt, da haben sie schon mit der Verarbeitung begonnen. Sie stellen sich vor, was noch hätte passiert sein können, wenn sie Frances noch näher gekommen wären, wenn sie ihre Freundin geworden wären. Innerhalb von Minuten, Sekunden, klick, klick, passiert alles, aber nur in ihren Köpfen, nichts passiert wirklich. Klick. Nichts darf ihnen wirklich passieren. Sie leben in einer Zeitform, die viel Raum für Fantasie lässt, aber niemanden zur Handlung zwingt. Konjunktiv zwei, da knien sie sich tief rein, holen sich ihr Dopamin in hypothetischer Vergangenheit.

Frances wird ungehalten. Ihre Laune länger, sie tritt drauf, von einem Bein auf das andere.

Wusstest du, sagt sie zu einem Boy mit Lidstrich, dass Cocktails Cocktails heißen, weil sie am Morgen getrunken wurden. Beim ersten Hahnenschrei. Das ist ein Sazerac. Sieh mal.

Sie hält das Glas hoch.

Colabrauner Sonnenschein.

Erfunden in der Apotheke. So müsste das Leben eigentlich sein, oder? Jeden Morgen mit der Apothekerin am Bett einen Cocktail trinken. À votre santé! Der Boy legt den Kopf schief und kichert, als würde er gleich einen Block herausholen und sie zeichnen wollen, mit meterlangen Beinen und zu großen Augen.

Dabei, sagt Frances, kommt das Wort Cocktail aus der Pferdezucht. Nicht reinrassigen Pferden wurde der Schweif coupiert, damit man sie erkannte als Mischlinge. Ihnen stand der Schweif ab wie eine Hahnenfeder. Das fanden sie so hübsch damals, dass sie, wenn sie die Pferde verkauften, ihnen eine Ingwerknolle in den Arsch schoben, damit die Schwänze noch höher standen.

Der Boy hält sich eine Hand vor den Mund, während er lacht wie ein Hahn. Ein halber Hahn. Am Marktstand gedreht und gebräunt. Karamellisiert.

Was löst das in dir aus, fragt Frances, der das Wasser im Mund zusammenläuft. Salzig. Sie wusste, dass es passieren würde. Leckt sich über die Lippen. Die kleinen Kristalle im Ohrläppchen des Boys funkeln.

Manchmal, sagt sie, waren ihnen die Ingwerknollen nicht genug. Da nahmen sie Chilis. Oder, das war das Highlight, lebendige Aale. Gleich mehrere auf einmal, flüstert sie an sein Ohr, und er tritt auf der Stelle, scharrt.

Das ist eine seltsame Geschichte, sagt er und lacht so mit dem Kopf zur Seite.

Vielleicht.

Ist es aber nicht eigentlich seltsamer, dass es zwar Cocktails mit Chili und Ingwer gibt, aber keine mit Aal? Oder fällt dir einer ein?

Der Boy steht.

Dir fällt keiner ein? Du hast also auch keine Ahnung, wie wir hier die Schwänze höher bekommen könnten?

Er guckt sie an. Sagt, nein, nein, schüttelt den Kopf mit dem Blick auf den Boden, entfernt sich in einer Verbeugung in die Menge, die ihn in glitzernder Höflichkeit aufnimmt und verschluckt.

Jedes Mal denkt Frances, es würde anders, könnte anders werden, und jedes Mal ist es das Gleiche. Jedes Mal ist sie das einzige Chili, der einzige Aal, der den ganzen Raum heben, elektrisieren muss, und das nach Stunden von Schweiß auf der Bühne. Sie stellt die ganze Welt her, aber niemand zieht mit ihr ein. Alle stehen davor. Machen ein Foto. Niemand kommt an sie heran. Alle sind eingespeckt in als Höflichkeit verpackte Selbstdarstellsucht. Sie will blaue Flecken. Ellenbogen und Choreografien. Der Boden soll nass sein. Euch sollen Schwänze und Flossen wachsen. Sie will das ganze fischige Gekröse in Eimern nach Hause tragen, ihr soll der salzige Muschelrest vom Rücken gerissen werden. Sie will die Delfine sehen. Die Sterne am Himmel, während sie an ihren Krusten kratzen und Wunden wie Austern auslecken.

Sie dreht die Musik lauter.

Kippt den Sazerac hinter den Solarplexus. Er glüht. Sie wiegt ihr Becken im Takt.

Sie sieht so fruchtbar aus. Ihr Hals ist braun, nass, sie zeigt ihn, fasst mit zwei Fingern in seinen Schweiß. Stößt im Tanz von hinten gegen sie, die da noch stand, mit dem Flip Phone und dem Fernsehmagazin.

Ob sie das unterschreiben könne? Also, da mitten hinein solle sie das Autogramm geben, in ihr eigenes blondes Lachen. Auf die Zähne, schwarz wie die Fäule, den Edding habe sie schon offen.

Frances nimmt den Stift, legt seine nasse Spitze an ihre Nase.

Tief atmet sie ein.

Erinnerst du dich noch an diese großen, schwarzen Mappen mit den bunten Stiften? Unten Wachsmalstifte, oben Tuschkasten. Und auf der gegenüberliegenden Seite diese Filzer.

Sie zieht den Geruch des Stifts nochmal tiefer ein, fädelt ihn durch die Nase, hängt daran. Für einen Moment sind ihre Augen geschlossen.

Sie rochen wie Urin, den man zu lange eingehalten hat, weil das Spiel zu schön war, viel zu schön. Lieber hat man sich eingenässt, als aufzuhören. Weißt du noch? Edding riecht auch gut, aber nicht so gut.

Oder? Riech doch mal.

Sie hält ihr den Stift unter die Nase und kann dabei zusehen, wie es hinter den Augen aussetzt. Blank wird. Eine erste Seite im neuen Schulheft. Hier kann man nur schönschreiben. Zu schön für Frances, sie zieht den Edding in einem langen Strich über Flip Phone und Fernsehzeitung.

Tot.

Sie hasst den Raum. Nimmt einen Calimocho aus der Hand der Barkeeperin. Es muss an dieser Einrichtung liegen, denkt Frances, dieser Vernichtung aus schwarzledernen Synthetikmöbeln, so eng gespannt ist sie zum Reißen kurz, die Zeit, die man hier verbringen will. Soll. Niemand traut sich zu verweilen. Einzutauchen. Unter den Glastisch. Sie streift den Blick einer Frau im lila Sweater. Kurze blonde Locken rahmen ihren Kopf wie ein Bonnet. Ein Baby. Sie schauen sich an. Rasseln. Ist da ein Pfad?

Eine Milchstraße zwischen Büromöbeln.

Sie geht auf sie zu.

Ich hab ein neues Piercing, sagt Frances, hebt ihren Sweater hoch, zeigt die kleine blau irisierende Figur in ihrem Bauchnabel, bewegt sie, hoch, runter, ihr Mund steht dabei auf. Die Uvula tanzt im Speichel. Und der lila Sweater kommt langsam näher.

Fass es nur an, sagt Frances, und wer wäre die Frau, nicht zu gehorchen, sie streckt den Finger aus, bewegt die Figur und will noch genauer hinsehen, aber da wird ihr Kopf genommen.

Frances Scott umfasst ihn mit beiden Händen, schaut ihr in die trüben Augen. Tiefer. Immer tiefer.

Komm, sagt sie, lass uns was spielen. Uns ausziehen. Ich tauche unter den Glastisch, und du legst dich darauf, presst deinen Kopf gegen diese Platte, und dann atmen wir in benachbarten Aquarien, schauen, leiden, dass wir uns nicht anfassen können.

Dürfen.

Das wie Pfirsich zarte Gesicht geht in Frances' Händen in die Reglosigkeit über. Mit dem Daumen streicht der Popstar über die weichen Wangen, kleine Härchen, in denen die Synthesizer kreischen, high-pitched überlädt die Party, verliert zu schnell an Akku, verändert ihren Ton, das Gemurmel um sie herum verliert die Spannung, hängt durch, wird immer tiefer, leerer. In einer warm gummierten Pfütze kommt das Band zum Erliegen. Gesichter verschwimmen zu Munch-Emojis.

Mit beiden Händen drückt sich die Frau von Frances' Brustkorb ab, ihre schlingernden Bewegungen verwischen mit dem Raum, der Kopf taumelt, gelöst, aber der Gesang von Exzess kreischt. Verkratzt die Szene. Verschüttete Cocktails verkleben das Entsetzen auf den Büromöbeln.

Das geht nicht mehr ab.

Frances hebt ihren Arm. Aber die Musik geht nicht aus.

Ich bin es so satt, sagt sie so laut, so deutlich.

Der lila Sweater verschränkt seine Arme vor dem Bauch.

Und Frances dreht sich um.

Geht zwei Schritte.

Ich kann das alles nicht mehr. Ihr kommt hier nur hin, um zu glotzen.

Sie reißt die Augen auf, schaut sie alle der Reihe nach an, und sie weichen zurück.

Es ist alles so langweilig.

Frances bellt, die Zähne gefletscht in das entsetzte Auge eines Motorola-Handys, von dem eine kleine Cola-Flasche herabhängt.

Das Gebiss des Popstars klappert auf. Zu.

Alles, was ihr macht, ist schlafen. Mit offenen Augen schlafen.

Von was träumt ihr? Von was?

Sie nimmt eine grüne Flasche vom Buffet.

Sie ist so groß wie ihr Arm, sie schleudert sie gegen die Mattscheibe.

Und das Bild zerspringt.

Alles ist grün.

Dritte Phase
Sprite & Frosties

Die Sonne ist ein übergewichtiger, alter Mann, der sich gegen das Hotelfenster lehnt. Scheint in den Raum dringen zu wollen, in dem Res den Hörer frisch gegen das Gesicht presst. Wie Orangen ruhen ihre Knie unter dem T-Shirt, dehnen die vier Frauen auf, die nackt über die Abbey Road gehen. Über einer Lache auf Asphalt platzt *24 Hours Yoga Now* durch die Stadt. Sattpink müht sich das Neon gegen die schwitzende Übermacht der Sonne.

Res blinzelt.

So surreal, sagt sie leise in die Muschel. Ich will sie nur wiedersehen. Ihren Lippenstift benutzen. Mit meinen Fingern durch ihre Haare gehen. Ihren Geruch.

Das Plastik des Hörers knackt.

Nachrichten?

Res lächelt so ein bisschen verlegen, als hätte man sie erwischt beim siebten Gang zum Frühstücksbuffet, wo sie den dicksten Pfannkuchen auf das laufende Gitter des Toastofens legte und nun schaut, wie er fährt und auf halber Fahrt schon Flammen fängt.

Du weißt doch, dass ich keine Nachrichten lese. Sie spricht so leise, in dieser Sonne.

Wenn ich schlechte Nachrichten will, dann – sie dreht den Finger in die Telefonschnur ein. Dann schau ich in der App nach, wie schlecht ich geschlafen habe.

Sie lächelt wieder.

Sieht ihren weißen Finger im Lackschwarz der Schnur. Nein, wirklich. Ihre innere Nachrichtenlage, also, die verhindere die Auseinandersetzung mit jeder äußeren. Vom Hals abwärts sei ihr alles eng. Sie wache auf, jede Nacht, und sei wachsnass, wieder weiter zusammengeschmolzen, sie verschlafe sich zu einer Pfütze, die beim Öffnen der Fenster am Morgen ungünstig verwachse.

Eintrockne. Sie fasst sich in den Nacken, und wie auf Geheiß springt eine Sehne über die andere, wie Wellen überlagern sie sich zu einem verzerrten Bild. Da ist die schwarze Wolke, die aus dem Toastofen aufsteigt.

Ich war das nicht.

Meine Ängste, sagt Res, verbrennen mich. Sie starrt in das Strahlen vor dem Fenster. Die Neonröhren vor dem dicken Bauch der Sonne, in diesem verschwitzten Hemd, das Stofftaschentuch in der beigen Polyesterhose. Riesenhaft seien ihre Ängste, eine Maschinerie unklarer Herkunft, wie Heizdrähte, in sich verschlungene Rohre, niemand wisse, wohin sie führen, sie ließen einen nur schmalen Grat, auf dem sie stehe und nichts befürchte, also wirklich an nichts denke, aber dann begännen sie zu glühen. Sich ihr aufzudrängen, einzubrennen, bis –

Doch, sagt sie leise. Es ergibt Sinn. Denk doch mal, im Grunde sitzt Angst immer zwischen den Rippenbogen, im Epigastrium, genau da, wo der Körper weich wird, kurz unter dem Herzen. Und ist Angst nicht Sache des Herzens? Denk dir, wie es da so sitzt, hinter seiner Rippenjalousie, die nicht bis zum Fensterbrett reicht. Da ist eine vulnerable Stelle, eine Weiche, in die immer etwas eindringen kann, also lauert sie genau da, die Angst, auf diesem epigastrischen Fensterbrett, sie wacht, und wenn ich nicht aufpasse, schlafe, dann steckt sie mich in Brand.

Ich hab das in einem Video gesehen, Nancy. Da war ein Mann vor weiß-rotem Hintergrund in so einem klinischen Hemd. Frauen, hat er gesagt, die stürben nicht wie er. Die seien nicht die, bei denen sie durch die Kanaldeckel stiegen, um Stents zu setzen. Sie gingen gar nicht oft genug zum Metzger, dass der Speck bei ihnen ansetzen könnte. Sie rannten zu viel, verrannten sich. Es sind nicht die lachenden Schweine, die die Frauen töten, es ist die Angst, die sie vor ihnen haben. Der weibliche Infarkt entsteht durch die Antizipation allein. Das Nichtreale wird uns real, über unsere Gedanken, Nerven. Drähte. Deswegen. Nicht auch noch Nachrichten. Ich darf mich nicht noch weiter verkabeln. Wenn wirklich etwas sein sollte, unmittelbar, dann werden wir das schon –

Ich kann nicht mehr in dieser Antizipation –

Ändern kann ich doch eh nichts.

Ich bin doch.

Sind wir nicht alle ausgeliefert.

Nancy?

Die Tür öffnet sich. Res legt eine Hand auf die warme Muschel. Und das Hotelpersonal schiebt leise quietschend den Servierwagen über den Bodenvelours in die Sonne. Es blitzt golden. Da ist ein Glas, eine Schale, ein Löffel. Der Dreischritt wird auf den hölzernen Tisch gestellt. In größter Sorgfalt wird in staubiger Luft die Serviette glattgestrichen.

Res?

Die Stimme surrt im warmen Hörer unter der Hand. Aber Res sitzt mit den Knien unter dem T-Shirt, atmet kaum, sieht das Personal nicht an, denn das Personal hat nur zu kennen, was schon immer da war, den Raum, darin fühlt es sich wohl, das Personal dringt nicht in den Raum ein, der Gast ist in den Raum eingedrungen, für sein Eindringen hat er Ablass zu zahlen. Ablass, um ignoriert zu werden. Und Res will es dem Personal leichtmachen, wollte es dem Personal schon immer leichtgemacht haben. Unter keinen Umständen ein Umstand sein, zu schwer für das Tischtuch sein, es zum Reißen bringen.

Ich bin gar nicht hier, denkt es in Res, denkt es im Personal, das auf den leisen Schienen, auf denen es kam, wieder hinausfährt in den Flur, wo das nächste Frühstück schon bereitsteht auf dem großen Wagen, hinter den weißen Wäschebergen, in denen der Schweiß vergangener Nächte hängt.

Ängste in fettgelbe Salze gelöst, strahlen, warten neben Schalen von Frühstücksflocken an so hartem Toast und gelber Marmelade, die sich allesamt nach Kaffeesäure sehnen, um aus den Speiseröhren geätzt, sich, im Magen Blasen werfend, um sich selbst drehen zu können, bis sie der schwer verdauliche Spiritus geworden sind, aus dem die Menschen ihre Lebensenergie ziehen, die sie nachts ungenutzt in Panik wieder verschwitzen.

Anfang und Ende, im Flur sind sie sich immer am nächsten. Es sind die Zimmer, in denen die Illusionen liegen, aufgeschüttelt wie Kissen sind sie aufrechtzuerhalten, jeden Tag wird so getan, als gäbe es nur ein Zimmer, ein Frühstück, für nur eine oder mal zwei Personen. Sie dürfen nicht herauskommen, die Personen aus ihren Zimmern. Auf den Fluren passiert ihnen das Unglück.

Verschließen Sie die Tür.

Noise cancelling: on

Entschuldigung, sagt Res leise. Was war denn in den Nachrichten?

Frosties in Milch schaukeln in einer Schale.

Die Kohlensäure der Sprite zischt.

Und Res' Augen weiten sich, mit einem Ruck zieht sie die Knie unter dem T-Shirt hervor, springt vom Bett.

Frances.

Randaliert?

Nein. Das glaube ich nicht.

Warum sollte sie –

Ein Auto zerschlagen?

Mit einem grünen Stockschirm, ein parkendes Auto.

Was.

Einen Polizeiwagen?

Ich –

Auf langer Leitung steht Res vor der Fensterscheibe, sie will an den Hosenträgern der Sonne ziehen, will sie schnappen lassen, auf dass sie ihr den Oberkörper blutig, striemig schlagen.

Sie hat gerade diesen Climate-Future-Film gemacht. Sie geht auf Welttournee. Welcher Tag ist denn heute?

Hektisch sieht sie sich um, dreht sich dabei halb in das Telefonkabel ein.

Ich weiß nicht, wo mein Handy ist, Nancy. Das Auftaktkonzert ist in New York. Ja, ja, natürlich gehe ich hin. Aber.

Ich muss sie vorher nochmal –

Fahrig gestikuliert sie. Der Blick auf den Nachttisch. Sie nimmt die Fernbedienung hoch, sagt, dass sie glaube, der Fernseher, also, der sei wahrscheinlich kaputt. Sie drückt auf den Tasten der Bedienung herum, richtet sie gegen Wand und Boden.

Tot.

Die Batterien sind leer. Also, da tut sich nichts. Gar nichts.

Res sieht nicht in den Fernseher, aber im Fernseher sieht man sie von hinten.

Ich muss jetzt was essen. Frühstücken, sagt sie, legt die Fernbedienung neben dem Wecker ab.

Was?

Sie geht ein paar Schritte.

Ihre Finger finden das Häkchen am Hörer, das ein Lautsprecherknopf ist, sie lässt den Hörer los, er eilt zurück. So lässig lässt er sich kopfüber vom Nachttisch hängen.

Res, sagt Nancy aus dem Hörer.

Res steht. Streicht ihr T-Shirt glatt, mit zwei Händen, als sie sich setzt vor weiß gezuckerte Flakes.

Du musst was draus machen. Jetzt. Das ist deine Chance. Die kommt nicht zweimal. Das ist er. Dein Durchbruch. Genau das hast du doch immer gewollt.

Was, fragt Res langsam, lässt den kalten Löffel in die Schale gleiten. Er erinnert sie an etwas, das sie nicht benennen kann, aber irgendwie benennen können sollte. Oder? Ihre Augen verengen sich.

Das wird die Geschichte. Das werden alle lesen. Und endlich sehen, was du kannst. Wer du bist. All die Jahre schon geleistet hast. Du musst es nur einmal zulassen, dass man hinsieht, Res. Es einmal nur zulassen.

Res hebt den Löffel vor ihr Gesicht. Milch tropft an ihm herunter, wie Tränen aus einem Auge.

Im entscheidenden Moment versteckst du dich. Immer. Als wolltest du nicht, dass es passiert, weil es dann passiert ist und du nicht mehr weißt, worauf du noch warten sollst. Nimm die Hände vom Gesicht. Geh jetzt aus dieser Ecke heraus, nach vorne und stell dich gerade hin. Frances Scott ist ein so lauter Name. Alle werden sich umdrehen. Gerade jetzt in dieser Situation.

Es ist ein Skandal. Das war doch immer dein Traum.

Stille.

Was glaubst du denn, wie sie so erfolgreich werden konnte? Glaubst du, es ging jemals um ihre Musik?

Glaubst du, sie ist immer brav und leise den ihr beschiedenen Weg gegangen? Es ist nicht, wie sie es uns beigebracht haben. Wir sind nicht in der Schule, Res. Nicht im Gottesdienst. Kein Glaube, kein Fleiß und kein Hausaufgabenheft werden dir helfen. Du musst auf den Schulhof gehen und brüllen. Sie alle anbrüllen. Ihnen sagen, wer du bist, was du willst, während du mit deinem Besteck um dich wirfst. Was wir als falsch gelernt haben, ist, wie es gemacht wird. Ich meine, trachtet nicht nach hohen Dingen, sondern haltet euch herunter zu den Geringen? Nur das Gegenteil funktioniert. Wer sich nicht erhöht, erniedrigt sich. Tugenden sind Formeln zur Folgsamkeit. Unterwerfung.

Mach den Fernseher an.

Nancy schreit aus dem Hörer, über den dicken Teppich, der danach giert, ihre Schreie zu verschlucken, er streckt sich, hängt sich schwer an die eiligen Worte. Sie sinken.

Iss mich.

Res' Frühstück wispert.

Trink mich.

So leise, der Teppich kann den Stimmchen nichts anhaben.

Ich will das nicht, Nancy. Ich will jetzt nicht raus, nicht aus mir, nicht aus diesem Raum, mich nicht quälen müssen unter dieser dicken Sonne, ich will nicht, dass sie auf mir sitzt, mit diesen geschwitzten Pohälften, wie ein Busfahrer schwer federnd über den Hydrauliken.

Dieses viel zu große Steuerrad.

Ich will das alles nicht.

Man wird mich schon belohnen, wenn ich es nicht mache, Nancy. Delayed gratification, weißt du? Vielleicht stehe ich am längsten an, aber mit dem meisten Anstand, also ist mein Stand am stabilsten?

Ich muss jetzt frühstücken.

Ich rufe dich aber später wieder an. Wenn ich wieder zu Hause –

Also, nein. Im Hotelzimmer.

Ich glaube, wirklich, ich komme jetzt erstmal nicht nach Hause.

Kannst du vielleicht auflegen, Nancy?

Sie dreht ihren Kopf über die Schulter hin zum hängenden Hörer.

Bitte leg doch für mich auf.

Res in einem Auto. Ihre Hände sind auf dem Lenkrad. Es sieht aus, als führe sie ohne Ton und ohne fortzukommen, hat den Kopf gedreht zur rechten Seite, sieht die ältere Frau in der langen, offenen Strickjacke, draußen auf dem Parkplatz. Einen Kanister Weichspüler hält sie. Blau. Eine Emulsion wie aus Schlumpf, sie fasst den Kanister am Henkel, einen Deckel hat er nicht, aber ihr Mund ist verschlossen von einer Zigarette, mit Daumen und Zeigefinger festgehalten, ihre andere Hand ist da nachlässiger, lässt den Weichspüler mit jedem Schritt auf den Parkplatz schwappen, in Pfützen wie Kaugummi. Sie wabern in flach blauen Blasen.

Vor dem Jeep kommt die Frau zum Stehen. Spiegel an Spiegel mit Res im Auto. Aber die ältere Frau sieht sie nicht an, nimmt den Kanister beidhändig, leert ihn mit einem Mal, im Zorn über diesen weißen Jeep, und Blau fließt in seine geöffneten Fenster, so langsam zieht sich die Farbe immer blasser über dem Vehikel in die Länge, kriecht leichtblau von der Motorhaube.

Tropft. Wird zu ihren Füßen zu einer zähen Pfütze.

Einen letzten Zug nimmt die Frau. Ist zu allem entschlossen, kickt ihre Zigarette in die blaue Milch.

Und –

Die Glut erlischt.

Res ist wie einvakuumiert in diese Szene. Hinter den gläsernen Fenstern sieht sie sich in Zeitlupe aus einer Vakuumiermaschine austreten, begossen von glänzendem Plastik, hört sie dumpf das Schreien der Kinder, die sie hochheben, wie sicher sie sich sind, in ihren Fingern ist Euphorie.

Die wollen wir, Papa.

Bitte, bitte, dürfen wir.

Leichte Körper, klebrige Blicke tanzen. Nur der Vater schaut kritisch, er kann das Kleingedruckte lesen, hinten auf ihrer Packung. Res wünschte, er würde lauter lesen. Sie will alles wissen.

Woraus hat man sie hergestellt?

Sind ihre Haare aus Kanekalon oder Plastik?

Wurden sie ihr in Malaysia in den Kopf gespritzt, oder ist das eine Perücke aus China, und sitzt die nun auf ihrer Kopfplastik oder doch darunter? Wurden ihr die Haare mit einer Häkelnadel durch den Schädel gezogen?

In wie feinen Gruppen?

Hat sie deswegen immer diese Kopfschmerzen?

Je feiner, desto höher ihr Preis.

Was kostet sie?

Und was hat sie wen wirklich gekostet?

Seit Jahren schwankt sie zwischen Moden und Modi. Unter ihr die Raumzeitkrümmung zieht Unsicherheit an und Verkleidungen, die die Unsicherheit verstecken sollen. Wäre sie einvakuumiert, wäre sie befreit von der Verantwortung, sich selbst herstellen zu müssen. Sie könnte sie einfach ausatmen, ein für alle Mal würde sie gar nicht mehr atmen, sich bemühen müssen. Sondern endlich gesehen werden als das, was sie ist.

Eigentlich sein sollte.

Character created

Und das wirkliche Leben könnte beginnen.

Das grüne Ticket liegt in der Vertiefung neben dem Fahrersitz, hinter der Zitronenlimonade im offenen Becher. Die Eiswürfel schlagen gegeneinander, als sie endlich tut, was sie tun muss; den Schlüssel in der Zündung drehen.

Wie laut das ist.

Sofort die Angst, man könnte sie sehen. Beobachten. Aber die Frau in der Strickjacke regt sich nicht, starrt auf die Kippe, wie eine tote Fliege in Weichspülerlache. Res atmet in den Rückspiegel aus, sieht ihre braunen Locken, die Brille mit den hervorstehenden Scharnieransätzen und wie im Nebel einen Mann. Er steht hinter dem Auto. Hält die Augenbrauen zusammengezogen in der noch immer so drückenden Sonne.

Ein Ohrhörer geht ihm wie ein Stethoskop um den Hals.

Was will er? Er muss von der Autovermietung sein. Sie hat etwas vergessen, falsch gemacht. Sie sucht und findet nichts, sieht nochmal in den Rückspiegel, denkt noch, er erinnere sie an jemanden, aber sie sieht so verschwommen, also immer nur Ufer, an denen sie schon war.

Ihr Fuß liegt über dem Gas.

Der Mann winkt.

Er will ihr helfen, denkt sie. Malt Kreise in die Luft. Das Lenkrad sei einzuschlagen, aber nicht zu weit, nur ein Zuckerstückchen. So klein. Es ist nicht aus Glas, schlagen Sie es nicht ganz ein, es lässt sich dosieren, ganz ohne Widerstand, als wäre da gar keine Maschine unter Ihnen, nur deren Hülle, eine Auto-Miniatur auf einem Jahrmarkt. Ob Cadillac oder Polizeiauto, Sie fahren nur, wenn der Boden unter Ihnen fährt. Und dann endet alles, wo es begann, während ihr Vater noch immer neben diesem kleinen Häuschen steht, wo ein anderer die Token ausgibt, herausbrüllt, was alle zu erwarten haben:

Eine neue Wahnsinnsfahrt, eine neue Wahnsinnsfahrt.

Bitte treten Sie näher, treten Sie ein.

Die Frau vor dem Jeep steht.

Bewegungslos.

Der Mann im Spiegel winkt.

Und Res tritt auf das Gas. Satt rollen sich die Reifen über den klebrigen Split des Parkplatzes ab in ein so erwachsenes Geräusch, elterliches Vatergeräusch vom Handeln, in das man sicher mit angeschnallt ist. Sie genießt es, wie sie sich selber fährt, und der Rollsplit spritzt, gerade noch, da geht das satte Sichabrollen schon über in ein zu hochfrequentes Kreischen.

Wie zehn Nägel über eine Tafel.

Die ältere Frau vor dem Jeep.

Weißt du noch, Nancy?

Sie hat sich das Leben genommen, unsere Kunstlehrerin, weil sie in der Kunstwelt kein Werk an die Wand bekam. Rutschte mit den Nägeln an der Tafel herab, sprühte weiße Funken. Wie ein Streichholz zieht Res ihr Auto am cremigen Jeep entlang. Eine Stichflamme schnellt hoch. Blitzt gleißend hell. Res zögert nicht, zieht am Schlüssel, wirft sich gegen die Tür, ein Sprung im Schock.

Nur raus.

Eine Katze auf heißem Split.

Der Mann entzündet sich eine Pfeife.

Eine schöne Kerbe hast du dir da reingefahren, sagt er, bläst einen Atem aus wie Zimt und Kardamom. Res kommt auf die Beine, langsam, gefangen im Netz seiner Ruhe.

Dieses Knistern.

Rote Glut im braunen Tabak. Sollte sie sich nicht daraus lösen? Um das Auto herumgehen, sehen, was verloren ging, in den Flammen, die sich ein Stück Auto herausgenommen haben. Schwarz schwelt die Wunde, aus der die Flammen züngeln. Begierig lecken sie über den Ruß, wie nach Marmeladenresten über einem Mund.

Kleine Krümel, raffiniertes Zucken nach mehr.

Mehr.

An allen Ecken beginnt das Auto zu brennen. Und Res versteht das nicht. Sie reißt die Augen weit auf, als fehlten ihr Informationen, nur weil ihre Sicht zu eng ist. Sie muss weitersuchen. In ihrer Hosentasche nach dem Handy, sie muss Beweise schaffen, immer hektischer schlägt sie mit den Nägeln auf das Display, aber weiß den Code nicht, sie gibt ihn falsch ein, das Display verachtet sie. Reagiert nicht mehr.

Es ist in der Hitze eingefroren, sagt der Mann paffend, das brennende Auto anblickend, als wäre es sein Kamin. Zum Feierabend muss sich alles erstmal setzen, die Sorgen haben in Rauch aufzugehen, man bringe ihm Spirituosen und einen Fächer.

Res' Augen werden zunehmend leerer.

Wie soll sie das beweisen.

Später.

Der Versicherung. Wer sollte ihr glauben. Sie kann diesen Schaden nicht zahlen. Sie ist ruiniert. Das geht nicht mehr raus. Wie konnte es so schnell gehen?

Reibung, sagt der Mann, weiße Ringe in den Abend blasend.

Viel zu weit habe sie eingeschlagen.

Wo wolltest du denn hin?

Er verfolgt seine Ringe mit der Zeigefingerspitze, gibt sich Mühe, so zärtlich streicht er an ihnen entlang, aber mit einem Mal wird er ungehalten, den ganzen Arm steckt er durch die Ringe.

Und Res steht in Glut.

Er war es doch, der gesagt hatte, dass sie einschlagen solle. Es waren seine Gesten, sie hat sie doch nur nachgeahmt.

Wie Hoola-Hoop-Reifen tanzen dem Mann die Rauchringe um den Arm. Er balanciert sie.

Solange sie sich bewegen, können sie nicht vergehen, sagt er, und Res will ihn schütteln. Anschreien.

Die Kunstlehrerin ist von der Schule gesprungen, weil sie sich jeden Tag den Menschen widmen musste, die geschafft hatten, woran sie gescheitert war.

Sie will jetzt seine Nummer und seinen Namen.

Sie braucht Zeugen, Täter, aber ist erstarrt wie ihr Handy.

Es ist, als hätte es nie auf ihre Finger reagiert.

Sie ist gar nicht.

Nur eine Attrappe. Ihr Haar ist definitiv aus Kanekalon.

Die kaufen wir nicht, sagt der Vater. Stellt sie zurück in das Regal, und die Kinderschultern hängen wie Stiele unter zu schwerer Blüte. Sie hatten zu viel gewollt.

Das wird teuer, sagt der Mann. Als sich die Ringe auflösen, liegt nur noch Asche vor ihnen. Das Auto ist verschwunden. Geblieben ist nur Staub auf einem silbernen Koffer. Res will auf ihn zuspringen, da umgreift der Mann ihre Schultern.

Nicht!

Er wird dir die Hände verbrennen.

Ich bin 36, sagt Res und weiß nicht, warum sie das sagt. Wo hätte sie abfahren müssen, seit wann ist sie in die falsche Richtung unterwegs.

Warum hat es ihr niemand gesagt?

Schwelendes Gummi auf dem Boden dampft. Sie atmet es ein in ihren Magen, der hängt in Übelkeit durch.

Mit leerem Kanister schlurft die ältere Frau um den Ascheberg herum.

Wo sie denn hinmüsse mit 36?

Unter ihrem Kinn hängt ein zerknitterter Mundschutz.

Notdürftig zieht sie ihn über ihre Nase.

Ich weiß es nicht. Ich wollte –

Zu Frances.

Ich war endlich auf dem Weg zu ihr.

Das Ticket.

Res' Arm streckt sich aus.

Und die ältere Frau schüttelt den Kopf.

Du wirst nochmal neu packen müssen. Nichts davon kannst du jetzt noch tragen. Die Dämpfe, sagt sie, greift in die lange Strickjacke, holt einen blauen Kaugummi hervor, präsentiert ihn am langen Arm.

Hier. Der schmeckt nach Frosted Flakes und Cartoons am Morgen. Weißt du noch? Im Schlafanzug auf dem warm velourigen Sessel.

Frosties heißen die in Europa, sagt der Mann.

Und Res sieht den blau eingewickelten Kaugummi, bedruckt mit kreischenden Comicbildchen, und dahinter die Asche, das Auto, ihre Verantwortung. Am liebsten würde sie sich hinlegen, hier auf diesem warmen Parkplatz, sich wie ein Straßenhund zusammenrollen, zum Croissant warmgehalten von Asphalt und Split. Diese Dämpfe, sagt die Frau, macht eine flatternde Bewegung vor zerknitterter Maske.

Besser, man atmet das nicht zu lange ein.

Der Mann setzt seine Ohrhörer auf.

Tippt sich an die Stirn.
Empfehle mich, sagt er.
Und Mann und Frau gehen.
Halb schlafend starrt Res in Silber und Asche.

Sie glaubt, in einem Speisesaal zu sein. Weiße Tische durchziehen ihn wie Linien ein Schulheft. Niemand traut sich, hineinzuschreiben, denn das Korrektorat steht schon unter den Tischen. Rote Stühle, so ordentlich im immer gleichen Abstand, vor den weit aufgerissenen Fenstern ohne etwas dahinter. Das Licht fällt aus flachen Deckenleisten. Es blendet.

Denn die Stirnseite des Raumes ist verspiegelt.

Junge Frauen stehen davor, wie an einer Bushaltestelle warten sie darauf, sich genügend hergestellt zu haben, dass der Abend sie mitnimmt in ihren Auftritt, von einem auf den anderen zu hohen Schuh. Stifte klemmen ihnen unter den Sohlen. Es klickt, schmiert und krakelt. Wird der Abend sie ausradieren oder wegkillern?

Da ist Erwartung auf gerade bemalten Lippen, über Rüschen, die wie Servietten gefaltet bereitstehen, die Erwartung aufzuwischen, später, wenn es denn nötig werden sollte, wird alles aufgefangen werden vom Netz der Strumpfhosen. Ist es nicht reizend, wie sie alles zusammenhalten? Ein Metronom tickt.

Die Frauen pudern sich gegenseitig.

Sie nennen sich Sistas.

Hey Sista, go Sista.

Sie schnipsen mit den Fingern, und der Schweißschutz staubt ihnen wie Kreide von den Nasen. Da glänzt ein viel zu kleines Piercing unter dunkel umrandeten Lippen, wie ein Knopf, als könnten die Lippen etwas ausgeben, als wären sie ein glossy Ticketautomat am Eingang zum engen Parkhaus, in dem man sein Selbst in seiner ganzen breiten Bereifung endlich abstellen kann. Das jauchzende Geräusch, das der Funkschlüssel macht, wenn der Verstand ihn zurücklässt.

Ey, Mann, wo is' mein Auto?

Es ist verbrannt, sagt Res, in einem geliehenen Rock auf einem Hocker kniend. Einen wie Asche schwarzen Stift hält sie in das Gesicht einer anderen Frau. Und da sind sie nun. Schwarze Balken über dunklen Wimpernwellen. Res hat sie gemalt, während sie an Bockspringen dachte. Und wie es gewesen wäre, damals, mit dem Kalk an den Händen, nach allem Anlauf nicht auf dem Bock liegen geblieben zu sein, keine geprellte Scham, wie es gewesen wäre, über den Bock zu fliegen, um in den Wellen zu landen. Hätten sie sie getragen, hätte sie mitschwimmen können, nachts im Freibad, mit den anderen nach Klassenschluss. Aber die Sportlehrerin drehte sich um, auf wollenen Stulpen moppte sie alle Scham auf, drückte andere Tasten.

Es war *vogue*, zu tanzen.

Jungen und Mädchen wurden aufgestellt wie Flaschen in einem Bierkasten, spritzten herum mit ihrem jungen Hopfen, besudelten sich ungelenk, aber trotzdem war immer eine Hand unter dem Kinn, die andere auf der Stirn, Naomi, Linda, Claudia, elegant die Finger gespreizt, wie Federbälle im Sinkflug über gespannte Netze.

Nur der Matratzenwagen war wegzudenken.

Eure Eltern werden da sitzen. Sie werden das trockene Gewitter sein hinter warm surrender Windmaschine. Es ist egal, wie viel Bier ihr verschüttet, egal, was für Flaschen ihr seid, sie werden so stolz auf euch sein.

Für die Schülerinnen und Schüler war es das erste Mal, dass sie das Talkum einatmeten, die süßliche Trockenheit konzentrierter Vorbereitung auf einen schweißtreibenden Moment, in dem etwas zu tun ist, was andere zu bestaunen haben.

Mit offenen Mündern tranken sie die Vorstellung aus, klatschten sich danach die Hände ab, und Anerkennung stieß Stolz in den Hälsen auf.

Ein Geruch, der drei von zehn Schülerinnen und Schülern sofort infizierte. Sie würden nicht mehr aufhören, sich danach zu sehnen, angesehen zu werden, wie sonst nur der Fernseher, die Bunte. Wetten, dass sie die Hacken aneinanderschlagen werden, dass das Magnesia nur so staubt?

Magnolien soll es regnen. Weiße Blüten nach harter Arbeit. Das Rauf und Runter, in die Knie, Auf und Ab, Los, Los, soll sich entladen in Applaus, der den Körper in Wellen durchläuft, ihm so guttut, dass es zuckt in den Nervenenden. Warmes Wasser, wie modrig es ihnen aus den Nasen laufen wird, den Druck noch auf den Ohren.

Paukenschlag.

Alle haben mich gesehen.

Wissen es jetzt.

Im kalten Spotlight ist das Missverständnis, das das Ich immer war, aufgelöst. Nirgends muss es sich mehr vorstellen. In dieser Schule stehen ihm alle Räume offen. Die Augen der anderen werden zu denen einer Fernsehmutter, die auf das Ich zukommt, all seine Drehbücher kennt, sie studiert hat, die Augen sind so tief, dass das Ich in sie hineinkrabbeln, unverständlich sein kann, aber dennoch untertitelt wird.

So ein gemütliches Nest.

Wärme überall.

Und das Ich hat es sich ertanzt im Kreidekreis.

Ein Vorspiel, fünf Akte.

Schade nur, dass das Ich diesen Tanz endlos wiederholen muss, damit es nicht vergessen wird. In Etappen muss es ihn der ganzen Welt vortanzen, denn hinter dem Vorhang darf sich das Publikum nie geschlossen verabschieden. Kommen und Gehen müssen sich Hand in Hand halten. Nie ist der Stöpsel aus dem Badewasser zu ziehen. Allein friert das Ich in dunklen Zweifeln.

Denn hat es je wirklich Frösche geregnet, wenn nach dem Regen kein Frosch mehr quakt? Was von allem, was war, ist Reflex, und was war wahr?

Im weißen Speisesaal zieht eine Sista eine Sweatshirtjacke aus, tauscht sie gegen ein zu kleines Korsett. Die eine Sista hat der anderen dazu geraten. Dafür stehen sie doch hier vor diesem Spiegel. Sie prüfen, ob das, was sie angezogen haben, zuvor schon andere angezogen hat. Ob sie da auf etwas zurückgreifen, eine Erinnerung, ein Bild aus Film, Fernsehen oder dem Katalog. Wenn sie es wiedererkennen, ist es gut, dann ist es ein Fit. Wenn sie nichts darin wiedererkennen, bedeutet das, dass sie einsam irren. Dann sehen sie das nicht. Sie sehen sich nur in Dingen, die sie an anderen schon mal gesehen haben. Wir wollen zu Dritten werden, sagen die ewig Zweiten. Und Res überlegt, wo sie das schon mal gehört hat. Sie weiß es nicht mehr, hat sich zwischen Schleifen, Spitzen und Quasten völlig verloren.

Wie kam sie hier hin?

Ihre Nase ist gepudert, ihre Augen sind umrandet. Sie sieht aus wie eine Comic-Figur, hebt sich ab vom dünnen Papier.

Es reißt.

Und die Tür geht auf.

Ein Mann. Ein Stethoskop geht ihm wie ein Ohrhörer

um den Hals. Er sieht sich im Raum um, schüttelt den Kopf.

Die Betten müssen freigemacht werden, sagt er, wir brauchen das Zimmer. Und schon fällt die Tür wie ein Deckel auf den Raum. Konserviert ein Raunen. Die Sistas sind wieder ohne Obdach. Nach Auftritt und Applaus werden sie noch wie Geschenke verpackt, gratis zum Mitnehmen auf der Straße stehen.

Wo wollten wir hier eigentlich schlafen, fragt Res in ihre schwarz umrandete Sprechblase hinein, niemand kann sie lesen.

Wieso sollen andere wichtiger sein als wir?

Wir sind doch hier.

Wie kann man uns einfach so ausradieren. Wir –

Ihr Blick fällt auf das Nadelkissen an ihrem Handgelenk. Soll sie ihre Sprechblasen zerstechen? Würden ihre Worte dann laut genug in den Raum fallen, dass sie etwas veränderten? Sie starrt in den roten Samt, in seinen Glanz vorbei an den kleinen Nadeln, die in ihm stecken wie Schwerter in einem Herzen. Niemand hatte Res gesagt, dass sie auf den Tischen hätten schlafen sollen. Sie sind abgezählt. Genau so viele Tische wie Sistas. Aber jetzt geht auch das nicht mehr. Es war ein Irrtum. Eine andere Gruppe hat den Raum schon gebucht. Der Plan ist, sich auf alle Änderungen einzulassen. Radikal immer weiterzuziehen.

Hey Sista.

Go Sista.

Leise oxidiert der Silberschmuck, während Puder und Fettstifte hinter Reißverschlüssen und Druckknöpfen verräumt werden. Wie schön, dass sie fertig geworden sind für diesen einen Auftritt, sagen sie sich, schnipsen über ihren Köpfen, ziehen Kleidersäcke durch bräunliche Tupfer und pink hölzernen Spitzabfall.

Res will nicht, dass sie sich so zerstäuben lassen.

Wir können doch nicht auf der Straße schlafen!

Die jungen Schultern zucken, glitzern in Babyöl, riechen nach frisch ausgeblasenen Kerzen.

Lasst uns noch eine Mocha Chocolata trinken, bevor es losgeht, sagt die eine mit Ohrringen wie Armreifen, der Zirkus wird in ihnen auftreten. Die Manege ist so frei, ein Stück Sanitärpapier hängt aus ihrem Rock wie eine Schärpe.

Werden wir je ankommen, fragt Res.

Wir sehen uns auf der Straße, sagen die Mieder in ihr Hadern hinein, denn das ist das Einzige, was sie von Res sehen.

Zögerlich geht sie in den Waschraum.

Er ist so groß wie eine Garage, zwei Autos würden hineinpassen. Ein Cadillac und ein Polizeiauto.

Zwischen feuerroten Fliesen zieht sie sich den geliehenen Rock hinunter und versucht, alle Bedenken loszulassen. Aber wie soll man entspannen, wenn man verhindert wird?

Sie soll nicht ankommen. Setzt sie sich in ein Auto, brennt es. Will sie sich schlafen legen, brauchen andere schon ihr Bett.

Das Problem ist, sagt sie in den Raum hinein, dass alle dasselbe wollen. Alle wollen sich aufführen, niemand hat mehr Zeit hinzusehen. Das Publikum schreit: Look at me. Und ich flüstere. Aber bin nicht die leiseste Ausnahme, ich bin ausnahmslos alle.

Ein Alarm ertönt, und die Tür geht auf.

Eine Frau mit glatt blonden Strähnen bricht mit dem

Skript, das zu spielen ist, wenn man einen besetzten Waschraum betritt. Sie ist uniformiert, sie weiß nicht, was sich gehört, reckt ihr Kinn, die Zähne glänzen, sie geht so breitbeinig, als wäre der Waschraum ein Boxring.

Wie groß sie sich macht, mit beiden Daumen in den Hosenschlaufen.

Hält nicht mehr den geringsten Abstand.

Sie öffnet ihren Gürtel.

Was denn. Was willst du?

Als Res fragt, fliegt der Ellenbogen der Uniformierten schon, und die Frauen werden zu einem Tanz aus Haaren und nackten Beinen. Ein Fettglänzen. Es ist die Glasur, die um den Kuchen kämpft, im gekachelten Waschraum, gleich hinter dem Speisesaal, da kann es ruhig mal spritzen, hier ist alles abwischbar, seien es Schweiß oder Lipgloss, Spucke oder Babyöl.

Res' Wut tritt der Frau ins Epigastrium.

Soll sie doch braun werden, wie Obst faulen, ins fahle Blattwerk fallen, sie tritt sie aus der Tür hinaus, zieht sie zu, sieht Striemen von Selbstbräuner an ihren Armen. Und einen Schlüssel in ihrer Hand.

Er ist rosafarben und aus Plastik.

Ein verzweigtes Herz.

Kurzerhand dreht sie es im Schloss herum, und ein eisernes Tor senkt sich langsam piepsend.

In so einer Vorortsruhe versiegelt es die Tür.

Zwischen welken Bäumen flüstert ein lauer Wind über tote Blätter. Und doch ist der Rasen so grün. Nassgrün. Kein ungebetener Vogel singt hier.

Res läuft im Stehen die Scham die Beine hinunter.

Dirty. Als sie sich vor der ganzen Klasse einnässte, damals, vorne an der Tafel konnten es alle sehen, zeigten mit dem Finger auf den immer dunkler werdenden Schatten. Sie lachten, feixten, in ihren moralisch quietschenden Bänken. Wollten den kreideschweren Schwamm nehmen, sie kalt aufwischen, an den wirren Haaren zuerst.

Res ziept es.

Sie will nicht in diese Szene gezogen werden, versucht es mit einem kindlichen Lächeln und einer Werbung für Apfelshampoo.

Brennt nicht in den Augen, ziept nicht in den Haaren.

Sie riecht an der geöffneten Flasche und lacht, so zufrieden, wie man nur in Werbung zufrieden lacht, rückwärts geht sie in die schiefergrüne Tafel wie in einen nachbarschaftlichen Busch.

Sie will dem Skript wieder entsprechen.

Sich in dem Waschraum auf die Toilette setzen.

Durchatmen.

Konzentrier dich, Res. Verlier nicht wieder den Faden. Du kannst zurückkommen auf den Track, die einzig richtige Schiene. Setz die Weichen. Nimm dir endlich alle Unsicherheit, wisch sie dir von den Beinen. Tritt fest auf.

Ihr Blick auf das Garagentor vor der Tür.

Das hast du doch gut gemacht. Du hast dich in Sicherheit gebracht, denkt sie. Aber in allem Lob bleibt immer ein letzter Argwohn, ein Misstrauen gegen sich selbst. Es öffnet eine Tür direkt neben ihr.

Wie konnte sie die übersehen?

Und da ist sie wieder. Die Frau mit den glatten Strähnen. Ihre Uniform löst sich in Schweiß, wie ein Etikett unter Wasser, mit den Fingernägeln von der Flasche gelöst, Reste weißer Fransen schlackern ihr um die schmalen Knöchel.

Immer machst du die gleichen Fehler, sagt die nicht mehr so ganz Uniformierte.

Weißt du immer noch nicht, dass mindestens zwei Türen in jeden Raum führen?

Sie hält Ring- und Mittelfinger wie ein V.

Zwei, sagt sie.

Kommt immer näher auf sie zu.

Zwei Türen. Res erleichtert auf dunklem Korridor. Es sind immer mindestens zwei Türen. Warum kann sie das nicht behalten, warum muss sie das immer wieder neu erkennen und dann vergessen. Warum folgt sie ihren Gedanken in die Irre, dass alles auf eine Art zu funktionieren hat, warum denkt sie das Leben als ein Labyrinth, in dem nur ein Weg zum Apfel führt.

Wo ist der Kugelschreiber, der ihn ihr einzeichnet, warum brechen ihre Wege immer ab? Am Ende wird überhaupt nichts so gewesen sein, wie sie es dachte. Warum vergisst sie, dass Gedanken weder Wahrheit noch Zukunft sind und jede Zukunft sowieso immer Fiction ist?

Es gibt kein Richtig und kein Falsch.

Deswegen, denkt sie, gab es zwei Fahrstühle zu Frances' Apartment.

Sie hat etwas verstanden.

Ihr Handy braucht sie nicht, sie braucht auch kein Auto, braucht nicht mal dieses Ticket.

Sie weiß doch, wo sie hinwill.

Wo immer Frances wohnt.

Sie nimmt die Tür, die sich öffnet.

Als der Aufzug dieses Mal aufgeht, fehlen dem Raum die Wände.

Res' Blick schweift ab. Scheinbar in die Ferne, aber sie sieht doch nur Dunkelheit.

Ohne Wände, denkt sie, könnte jetzt alles auf sie zukommen, und sie ahnt, dass alles immer auch nichts ist. Beide Arme schlingt sie um sich, in Enttäuschung und einer Collegejacke, die sich im Wind bläht, aber noch immer Vergnügen behauptet, ketchuprot an einem Ort, dem das Vergnügen gewaltsam entrissen wurde.

Es muss Programmkürzungen gegeben haben.

Einsparungen.

Nicht nur die vierte Wand ist jetzt durchbrochen.

Aber keine Sorge, sagt die mechanische Stimme einer Frau. Der doppelte Boden ist geblieben. Sie sagt das immer wieder. *Aber keine Sorge.* Als gehörte ihre Stimme zu einem Hologramm, das über Tage, Wochen und Jahre die immer gleiche Geste ausführt.

Der doppelte Boden ist geblieben.

Res geht in die Knie, fasst das Mahagoni an. Alles ist leicht feucht, aber nichts wächst. Die flaschengrüne Liege wurde umgeworfen. Reste nassgrüner Kacheln knirschen zwischen Res' Fingern, unter Res' Sohlen.

Warum trägt sie Schuhe mit solch hohen Absätzen?

Das sieht nicht souverän aus, sagt eine Frau in einem horizontal sich abspielenden Video. Selbstbewusstsein projizieren wir nur auf einen festen Stand. Sich hochstellen auf dünne Äste, egal wie mutig das ist, bringt Ihnen optisch nichts. Mut wird so nicht gesehen. Augen sehen nicht die Umstände, sehen nur den möglichen Knacks. Warnend hebt sie den Zeigefinger, kommt näher an den flachen Bildschirm heran:

Hüll dich in einen zu großen Mantel, und es werden Menschen kommen, die durch dich ihre eigene Größe spüren wollen. Ihr besonders fester Stand ist ihnen so selbstverständlich, sie gieren nach dem Kontrast deiner Fragilität. Nutze das. Stelle sie aus in einem Cocktailglas, fahre langsam an ihr herab mit einem Schwamm, lasse ihn wie eine Olive geölt an deinem Körper entlanggleiten.

Kaufe dir Glass Skin.

Sie hält eine weiße Tube gegen den Bildschirm.

Dann wird alles schwarz.

Cocktail, fragt eine Frau im Sweatshirt, auf dem in vereinfachter Ausgangsschrift *Neiman-Marcus-Nihilism* steht.

Hab ich bei einem Preisausschreiben gewonnen.

Ihre rot glänzenden Fingernägel gleiten über den apricotfarbenen Sweatshirtstoff. Im Fernsehen, sagt die Frau, ich sehe ja den ganzen Tag fern.

Und Res weiß, wer sie ist, aber hat ihren Namen vergessen.

Christie?

Ich arbeite bei der Reinigung. Textilien und Mobiliar.

Die Frauen geben sich die Hände, schütteln sie und fragen sich dabei, wer welches Blatt hat, wer die Asse, wer die Buben. Sie hören gar nicht mehr auf, sich zu mischen, schütteln, beide lachen aus Mündern, die sich immer wieder entschuldigen für dieses Schütteln, Mischen, dass es so lange dauert.

Aber sie wollen doch nur gründlich sein. Keine Fehler machen. Sich morgens um sieben ordentlich bezopft schon treffen, zur Referatsgruppe, die Angst hat, dass alle anderen tatsächlich wissen, was sie zu wissen vorgeben. Gemeinsam schütteln sie sich aus ihrem Leisetreten wach.

Wir können das schaffen, auf vier Kaffee Karteikarten neu beschreiben. Und Milch und Zucker vermischen sich mit Vanille Deo, greifen ihnen unter die Arme, versüßen die Strenge ihres Fleißes. Sie glauben an die Kraft des Highlighters, halten ihn nach ganz oben.

Auf dieses Dach.

Was ist passiert, will Res wissen, als alle Hände wieder von den Torsi hängen, als wäre nie etwas gewesen.

Kein Wind bewegt ihre Arme. Wären die Frauen ein Spielplatz, ihre Schaukeln würden nicht quietschen. Niemand käme also auf die Idee, dass hier Kinder zu Schaden gekommen wären.

Christie lacht.

Jemand, sagt sie, hat einen tüchtigen Biss von dem Gebäude genommen. Ich weiß nicht, wann. Ich bekomme gar nichts mehr mit, so richtig, seit ich diese Tabletten nehme, die blauen, die machen mich so müde, als wäre ich mit Filz ausgekleidet. Weißem Filz. Er steigt wie Wasserdampf von meinem Bauch auf in meine Ohren. Rauscht wie ein Ventilator. Föhn.

Weißes Rauschen ist Geborgenheit, sagt Res.

Oder eine Klimaanlage, sagt Christie. Draußen an den kleinen Häuschen in Florida. Auf dem sumpfigen Boden ist alles im Absinken.

Ich habe es noch nicht geschafft, das aufzukehren, entschuldigt sie sich zwischen Scherben und Brocken, die im Licht eines flüchtig aufgestellten Scheinwerfers glänzen. Das ausladende Holz knarzt unter ihren Gesten. Da ist die Ocean Shell ohne Armaturen. Hinter ihr nur bröckelndes Gestein.

Ein Infinitypool, sagt Christie, jetzt ganz Immobilienmaklerin.

Selling Sunset?

We're recieving Apocalypse. Also nicht zu nah an die Kante treten.

Rote Fingernägel halten Res zurück. Sonst.

Sonst was?

Christie zuckt mit den Schultern. Wer weiß schon, was da unten ist. Die Tabletten kommen mit dem Fahrrad. So ein Boy mit Rucksack, er steht immer behelmt im Aufzug. Bringt mir alles. Auch Chips mit viel Salz und von innen beleuchtete Kristalle, die die Luft ionisieren. Und Fernsehzeitschriften. Das immer blonde Lachen, aus so großen Zähnen. Ich schiebe es unter meine Wassergläser, und sie brechen es mit grauen Wasserrändern. Aber die Augen, die lachen darüber hinweg.

Christie wischt beim Reden durch das Nachtlicht, das wie ein Samtvorhang schwer auf dem dünn mit Mahagoni bestrichenen Beton aufliegt.

Da vorne, sagt sie, geht der Biss am tiefsten. Vielleicht ist das Haus der Giftapfel und Schneewittchen nach dem ersten Bissen schon in Ohnmacht gefallen?

Vielleicht liegt sie da unten.

Auf Zehenspitzen schaut Christie vom Gebäude herab.

Vielleicht hat Schneewittchen aber auch in die Abrissbirne gebissen, als die in das Haus einschlug und immer weiter schlagen wollte, aber Schneewittchen, die Gute, hat sie selbstlos von der Kette gebissen. Dann liegt da unten also die Birne. Vielleicht hat man schon ein Schild in den Boden eingelassen. Akzeptiert die Birne längst als Denkmal.

1982–1998.

Welches Jahr haben wir?

Kabel ragen aus dem Gebäude heraus, zischen wie Magnesiumfackeln weiß über seltsam milchigen Pfützen. Alles scheint am zahnseidenen Faden. Ein aufgebohrtes Gebiss, aus dem die Leitungen bersten, sich auffächern wie Blumensträuße. Oder Unkraut? Überall blüht etwas, als wären die Wunden nur sehr flüchtig vernäht. Mit multifilen Fäden versuchte eine Chirurgin, das Schlimmste zu verhindern, gab sich aber keine Mühe. Gelb quillt zwischen den Nähten das Dämmmaterial hervor. Chromoxidgrünes Plastik garniert alles mit kleinen Streuseln, als wären sie von einem riesigen Fingernagel geplatzt. Die Chirurgin mochte es grün.

Schneewittchen, sagt Christie, biss aber in einen roten Apfel, weil der symbolisch war für die Wangen des Jünglings, der ihr eigentliches Verderben war. Wenn man das weiß, hat man gar keinen Appetit mehr auf rote Bäckchen, Äpfelchen. Oder? Früher habe ich sie zum Frühstück vernascht. In so kleinen Stückchen in Joghurt oder Kompott.

Jetzt bringen sie mir die Tabletten.

Es ist windig. Res hält den Kopf schief.

Wo ist Frances? Und wieso bleibt ihre Mutter in dieser Bruchstelle. Wohnt sie hier? Es ist doch ihre Mutter. Will sie gar nicht wissen, was passiert ist? Was ist denn hier passiert?

Christie lacht, geht drei Meter in ihrem Faltenrock über eine Glasplatte, die knirscht wie Zucker.

Ursachen interessieren mich eigentlich nicht. Nie. Also sobald man der Bedrohung ins Auge sieht, wird sie doch lächerlich, eng, wie der Horizont, alles, was wir uns vorstellen können, ist nur so viel.

Also doch lächerlich. Wenig. Wir brauchen keine Angst zu haben. Wovor denn? Selbst der Tod, wer ihn einmal erlebt hat, weiß, er ist praktisch nichts.

Wind in Christies honigfarbenen Locken.

Sie geht auf Res zu, schaut sie einen Moment zu lange an. Diese großen, nassen Augen. Sie riechen nach Wild. Einsam auf einer Lichtung auf gespaltenem Huf. Christie hat Res' Fährte aufgenommen, hakt sich bei ihr unter, als wären sie Freundinnen auf dem Weg zum Rommé-Abend unter Deck eines Kreuzfahrtschiffes. Eines Traumschiffes. Da stehen doch noch Mauern. Ein paar letzte Wände. Ein Zimmer im funkelnden Schutt.

Frances, sagt Christie im Gehen, sei schon so lange jung. Manchmal wisse sie gar nicht, ob sie überhaupt noch lebe. Sie lacht.

Die Hand auf der Brust.

Ob sie vielleicht eine Melon Granita wolle?

Ihre Linke streckt sich zu dem goldenen Türknauf, sie dreht ihn, und dahinter ist ein Schlafzimmer. Möbel aus Birkenholz. In sich verschlungene Bauernzöpfe, wie Salzteig lackiert auf rot weihnachtlichem Teppich, an dessen Ende sie aufgereiht stehen, die Home Appliances in ihren Kartons bedruckt mit glücklichen Nutzerinnen, die lachen, als könnte man sie gewinnen, auf dem mit Geschenkpapier beklebten Tapeziertisch eines Sommerfests.

Die Kinder hatten Waffeln und die Eltern das große Los, gingen mit einer neuen Kaffeemaschine nach Hause. Damals. Waffeln und Kaffeemaschinen. Die Zweidimensionalität der Kindheit. Als man noch süßer Teig war. Wie heiß sich das Eisen dann faltete.

Die Tür geht ins Schloss und Christie vier Schritte, kommt in einer Drehung zum Stehen, sagt es ihr dann auf den Kopf zu:

Du bist hier, weil du nach Frances suchst. Und das auch schon länger.

Was genau willst du denn von ihr?

Res schaut auf den Hamilton-Beach-Mixer. Schaut in Christies Gesicht, die roten Lippen zu den großen Locken. Ob ihre Wickler wohl hellblau und rosa sind? Ob sie Papilotten benutzt? Das rosa samtige Ende der Papilotten setzt sich aus vielen kleinen Waben zusammen, wie eine Mamille. An ihr saugen und auf Milch hoffen, während man den Kopf unter die rauschende Trockenhaube hält, die all das macht, was man selber nur kann: ansaugen und ausblasen.

Was?

Ich will an ihrer Seite der Realität verloren gehen, sagt Res, und Christie zieht die dünnen Augenbrauen hoch, bedient sich einer der Glaskaraffen, die auf Spitzendecken stehen. Sie bereitet sich etwas zu. Einen Cocktail?

Der Realität verloren gehen, wiederholt sie. Bist du das nicht längst? Wozu noch Frances? Christie lacht auf. Eis klirrt in ihrem Glas.

Setz dich doch, komm setz dich. Sie gibt Res ein klares Getränk, klopft auf weiße Satinbettwäsche, so weich, dass sie unter den kleinsten rauen Stellen der Handinnenfläche Fäden zieht.

Vor Jahren, sagt Christie an ihrem Glas nippend, bin ich mit Frances in Hawaii gewesen. Wir haben eine Schule besuchen sollen, die John-Philip-Sousa-School, um Fotos zu machen mit den Schülerinnen und Schülern, es sollte so wirken, als wäre sie sozial engagiert, ein Familienmensch, so hat man sie inszenieren wollen, weil sie fotografiert worden ist. Mit einer Frau. Ihre Hände ineinander verschlungen, nachts, völlig betrunken vom Wodka-Stolpern auf diesem Parkplatz. Das T-Shirt verrutscht, sie haben geknutscht, bis sie sich die Tiefkühlerbsen an die Stirnen hielten. Zwei Beulen, ein Streit. Man wollte das kontrastieren mit mehr konservativen Werten. Einen Scheck überreichen für wertigen Musikunterricht. Im Piqué-Shirt in die Kameras blicken. Drei Tage sollte sie danach in einem Hotel mit mir verbringen, um daran zu erinnern, dass die Liebe zwischen zwei Frauen – Mutter, Tochter – doch das Natürlichste sei.

Nicht?

Es wäre ein so ordentlich frisiertes Frühstück geworden, auf einer Terrasse unter so grün-weißen Schirmen, wir hätten extra Visagistinnen dabeigehabt und Hair-Artistinnen, die mich im Morgengrauen hätten schminken sollen, meine Haare auftürmen, mit Spray verkleben. Frances ist vor mir in Hawaii gelandet. Ich bin aus Florida angereist, aber dann ist mir das Handy ausgefallen, und damit auch das Straßennetz. Es hat sich erhoben, über der Insel in Rauch aufgelöst. Ich habe eine Flöte spielen hören, habe nicht mal mehr das Auto parken können, denn es hat sich nur mit dem Handy schließen lassen. Niemanden habe ich anrufen, Bescheid geben können.

Sie hatte Apple Pay, also nicht mal Geld dabei. Sei immer weiter gefahren in Schweißausbrüchen in die Leere des Tanks hinein, weil ihr bewusst wurde, dass sie in dieser Realität nicht leben, nicht reisen konnte. Es war das

Handy gewesen, das eine Map auf die Welt gelegt hatte, in der sie navigieren konnte. Im Grunde habe sie das Handy nie verlassen. Ganz im Gegensatz zu den Menschen mit ihren bloodshot eyes, die ihr nun durch das Beifahrerfenster starrten. Hühner am Straßenrand. Waren das noch die USA? Wie sie scharrten unter Stromleitungen, die wie verkochte Spaghetti über verbrannten Straßen voller Schlaglöcher hingen. Mit nur einem überhitzten Akku kann man seiner Realität abhandenkommen. Etwas verrutscht, und man fällt durch das eigene Dickicht.

Hier, sagt Christie, ist das Internet stabil. Ihre Hand legt sich sachte auf ein Netzwerkgerät, grau wie eine Katze, sie beginnt es zu streicheln, umschließt seinen langen, schwarzen Schwanz, gleitet an ihm entlang.

Kein Ende.

Was interessiert es mich, ob ein Zimmer weiter noch ein Dach ist?

Christie reicht Res einen mit pinkfarbenen Strasssteinen beklebten Tablet-Computer.

Das Browserfenster steht offen. Polynesische Seefahrer hätten um 800 nach Christi Geburt die Hühner nach Hawaii gebracht, sie verehrten sie, beteten sie an, aßen ihre Eier, fuhren mit den Zungen an ihren seidigen Federn entlang. Die Realität der Seefahrer war ein Netz, geknüpft aus Taro und Kokosnüssen, aus Süßkartoffeln und Hunden. Hühnern und Schweinen. Ein Hurrikan habe die Stallungen eines Tages aufgerissen, und seitdem gebe es eben freilaufende Hühner in Hawaii, seit Hunderten von Jahren seien sie mit schreckgeweiteten Augen auf der Suche nach ihrem Stall.

Vielleicht war es ein Hurrikan, der Frances' Loft vom Haus abbiss?

Sie esse so gerne Ei zum Frühstück.

Res auch?

Ich weiß es nicht.

Christie nimmt das Tablet aus ihren klammen Händen, fährt mit den Fingernägeln über Strass. Es ist ein Geräusch, das Res den Rücken hinunterfällt wie Wasser. Seliges Brausen.

25 Pfund habe ich abgenommen, sagt Christie.

Eine Hand in die Hüfte gestemmt, wirft sie den Kopf leicht in den Nacken, strahlt, als fotografierte man sie.

Für einen Katalog.

Sweater – 39, 99 Dollar.

Faltenrock – 34,99 Dollar.

Schicken Sie eine Postkarte.

Oder rufen Sie uns an!

Würdest du nicht auch so gerne mal mit jemandem telefonisch darüber sprechen, welches Sweatshirt du kaufen möchtest?

Wo ist Frances, fragt Res auf dieser Bettwäsche, die sich mit einer dringenden Einladung an sie heranzuschleichen scheint. Hinlegen solle sie sich doch, sich endlich einbetten in Christies liberal dream of checking out.

Sind ihre Lider nicht schon lange so schwer?

Was willst du wirklich von Frances? Ich glaube, dass du dir diese Frage stellen solltest. Res, was machst du hier? Solltest du nicht längst wieder zu Hause sein?

Res stellt ihr Glas auf dem Mahaghoni-Boden ab. Er klebt. Vorangegangene Zuckergläser haben ihre Ringe hinterlassen. Die Olympischen Winterspiele. Immer wieder werden sie aufgeführt. Ob sie einen Rittberger machen solle? Christie das Hässlichste über sich verraten, das absolut Hässlichste, das sie immer und überall sofort bestreiten würde, obwohl sie glaube, dass es ihr nicht peinlich zu sein brauche, weil sie sich sicher sei, es nicht exklusiv zu haben, so wie man nichts je exklusiv haben könne, alles ist immer nur in Kopie, cc, auch ihre Hässlichkeit sei also gar nicht ihre. Zum Teufel mit der Scham, es sei nicht ihre Schuld, alles nur eine Television. Ein Singsang von Slogans. Sie müsste doch ein Lied davon singen können. Als Frances Scotts Mutter!

Wem erkläre ich das eigentlich alles?

Seit ich ein Kind bin, sagt Res, bin ich davon überzeugt, dass ich einen Berg nach oben laufe, und am Gipfel liegt mein Ruhm. Mit jedem Tag muss der Weg kürzer werden. Bald habe ich alles gekauft, getan, geleistet, bewältigt, dann bin ich berühmt, so berühmt wie Frances. Nein. Eines Tages werde ich Frances. It's what drives me. Insane.

Res lacht. Als müsste sie eine Abscheulichkeit vertuschen, als hielte sie in ihrem Kühlschrank ein lebendiges, kleines Schwein, von dem sie sich jeden Morgen eine Scheibe abschnitte, um sie zu braten. Zum Frühstück. Jeder Tag begönne mit der weiteren Qual des halbtoten Schweins, neben kleinen bunten Fruchtjoghurts für Kinder. Gelb, pink, grün. Sie wisse, dass sie zu alt, also dass es zu spät sei, sie den Berg über seinen Gipfel schon nach unten laufe, sie könne nicht mehr Frances werden. Gar nichts mehr werden. Wörtlich. Als Nächstes würde sie wohl nichts.

Oder?

Aber sie könne ihr doch nahe sein. Da sei etwas zwischen ihnen. Eine Verbundenheit in so schmeichelnder Ähnlichkeit. Bei ihr weiß ich, dass ich alles hatte, was ich gebraucht hätte, um mich wahr zu machen.

Ich will zurück, sagt Res. Zu Frances. In die erste Realität. Kindheit. Zweidimensionalität aus Waffeln und Kaffeemaschinen. Eine kleine Welt, die sich nur um mich dreht. Ist es nicht genau dieser Urzustand, den alle wiederherstellen wollen? Den wir betrauern? In Depression und Burnout. Den wir kaufen wollen. Für immer jung. Schön. Immer arbeiten wir, aber sind doch nur eine Nummer. Im Cubicle zweitausend Tote. Auch Deutsche unter den Opfern. Ich will ein Name sein. Mehr noch. Ein Ein und ein Alles. Dass mein Name in der Katastrophe gefettet und gemästet wird, bis ihm quiekend die Augen übergehen, weil seine Gedärme die Peristaltik sind, durch die sich die Nachricht überhaupt erst bewegt.

Niemand will eine Ziffer sein. Gemessen werden an seiner Kaufkraft. Ist das nicht das Rennen, das wir alle laufen? Ziffern zu Medaillen und Ziffern zu Logos. LV, CC, Gucci, geht es nicht immer nur darum? Die Ziffern zu wandeln, um gleichzeitig gegen sie anzurennen in dieser Eile, weil da einfach nicht genug Platz ist in den Schlagzeilen.

Aber mein Haus ist doch höher.

Es ragt in den Himmel hinein.

Ich kann nicht übersehen werden.

Oder doch?

Gott liebt nicht alle seine Kinder.

Schon in der Grundschule habe ich jedes Gebet mit meiner Adresse beendet.

Mit einer Hand hält Christie sich an der Kredenz fest. Die Falten ihres Rockes bewegen sich träge wie eine Rippenjalousie in der Sonne. Und Res sagt, sie wisse, wie hässlich sie dieser Ehrgeiz mache. Oder diese Ehrlichkeit? Aber alle seien doch hässliche kleine Gucci-Schweine. Wie sollen sie rauskommen aus diesem Kühlschrank. Er tanze zur Melodie der Schankwirtschaft des Fernsehens.

Next Topmodel,

Superstar,

Millionaire.

Wie anders soll man schon sein, wenn man mit der ganzen Welt ins Netz gegangen ist?

Christie tastet hinter sich, auf der Kredenz herum. Irgendwo auf der Spitzendecke muss sie sie doch abgelegt haben.

Wie alt bist du eigentlich? Christie fragt, während sie weitersucht. Ob sie nicht doch jünger sei als Frances? Obwohl. Ob alt, ob jung, ob das nicht eigentlich auch egal sei. Heute. Sie lacht. Du liebe Zeit. Bin ich nicht forever young, wenn ich mich den ganzen Tag mit nur jungen Algorithmen umgebe? Was meinst du? Wenn ich die Sprache der Jungen spreche, denke ich wie die Jungen, tauche ich ein in ihre seichten Probleme, schürfe ich mir die Knie auf dem nahen Grund ihrer Oberflächen auf und kann meine Probleme darüber vergessen, sie einfach ausbluten, abnehmen, in diesem Zaubertal aus Spritzen und Tabletten. Sie gehen über die Glascounter der Nachtapotheken. Und dann bringen sie sie mir in den blauen Rucksäcken, ich begrüße sie an der Tür.

Die Apfelbäckchen.

Sie greift in eine bauchige Vase, tastet den Boden ab.

Im Kühlschrank muss ich sie lagern, die Spritzen, nicht im Eisfach, da gehen sie kaputt. Aber ich nicht. Es geht ein Ringlicht um meinen Spiegel, ich sehe immer strahlend aus. Cool. Wer sollte schon hier hochkommen und mir sagen, dass dem nicht so ist?

Res' Absatz klebt auf dem Boden. Sie versucht etwas zu sagen, aber es knirscht. Glänzt.

Ist das Sprite?

Res atmet tief ein, tief, tiefer, und da liegen sie, die Bilder von Zoobesuchen. Eine Baumkröte in einer Hand. Ein Elefantengehege und Jane Goodall mit den Affen. Nasse Tierstimmen, die sich hochregeln, ihren modrig holzigen Geruch über die Pommes streuen wie Rindenmulch. Cola durfte sie nie. Aber doch eine süße Sprite. Am Strohhalm ziehen und unterm bunten Plastikvisier Tiere sehen, die neben Steckdosen in gekachelten Käfigen turnen. Mit Ketchup um den Mund sich zurücklehnen, im schon viel zu kleinen Buggy. Immer geschoben werden, weil keiner auf einen warten möchte. Das Ziel ist der Ausgang des Tages. Immerzu geschoben werden, das gerüschte Schirmchen hält die späte Sonne ab. Und die kleinen Räder drehen sich, über so weiche wie kleinsteinige Herbstwege, drehen sich, als zermalmten sie die Steinchen. Man muss die Wege gehen, damit sie zu Strand werden.

Ist es nicht das Klügste, den Willen der Anderen einfach anzunehmen?

Schiebt mich nur weiter.

Schiebt mich zu den Delfinen.

Mit einem Ruck löst Res ihren Absatz vom Boden.

Ich will, sagt sie, was Frances hat. In den Genuss kommen. Also überall hinkommen und erkannt werden für die, die ich bin. Mich nicht erklären müssen. Nichts kaufen müssen, um es umständlich um mich herum zu drapieren, um dann derart erklärt nicht übersehen zu werden. Die Türen sollen aufgehen, und sie sollen auf mich zurennen, schon auf mich gewartet haben, alle, um mich in den Arm zu nehmen. Ich möchte gewollt und gebraucht sein. Aus meinen Augen soll getrunken werden, von meinem Leib gegessen. Die Zusammenhänge, in denen wir existieren, sind zu weitläufig, als dass es komfortabel wäre, klein zu sein. Ruhm ist, was das moderne Leben erträglich, ja erst menschlich macht. Non?

Enviable, das ist Französisch für beneidenswert.

Und was meint viable? Lebensfähig.

Beneidet werden heißt lebensfähig sein.

Wie Mickey Mouse, fragt Christie. Und Kellogg's Cornflakes?

Ihre Finger umgreifen endlich, was sie gesucht hat. Da ist Konzentration in ihren Augen und Zögerlichkeit in ihrem Zeigefinger, den sie ganz langsam anspannt, als plötzlich beide Frauen in gleicher Geste zusammenschrecken. Ein Tennisball ist gegen die Scheibe geflogen.

Was, will Res noch wissen, da sitzt sie schon auf Hartplastik.

In einer grünen Sitzschale, wie ein Salatblatt, aber steif. Es heißt sie willkommen, in aller Härte.

Die Sprite-Tournaments, flüstert Christie, kann es kurz nicht fassen, aber in ihrer Hand liegt eine Fernbedienung.

Da ist Frances.

Die Mutter streckt ihren rot lackierten Zeigefinger in das Grün, das sich wie ein Trichter um sie herumgelegt hat, sich unter ihnen verengt auf einen Platz, und da, wirklich, im Auge des Trichters, steht sie, in T-Shirt und Tennisrock, strahlend weiß auf einem Rasen, durch den Linien laufen, unterbrochen von einem Netz, in das Bälle wie Geschosse krachen, in einem Lauf durch die deckenlose Halle, vorbei an schmalen Sonnenbrillen, deren Gestelle von goldenen Logos durchbrochen werden, als wären sie ein Ekzem, das die Struktur des Hartplastiks verstoffwechselt.

Stört.

Krach so golden wie die highlightergelben Bälle, die über das linierte Schulheft rasen, warten auf die Wertungen von oben.

Es ist so ein ästhetischer Krieg, sagt Christie. Man schaut es so gerne an, nicht? Das Sprite-Logo hinter dem gelben Tennisball?

Wie die Sonne geht er auf, über einer Frau im perriergrünen Badeanzug, die sich eine Flasche öffnet. Weiß platzt die Kohlensäure aus nassem Flaschenhals. Helixnebel, und der Film beginnt.

Res schaut durch ein goldenes Opernglas. Christie zieht das Tennis-Game durch einen Strohhalm Stück für Stück näher zu ihnen hoch. Sie können ihn nun riechen, den gezuckerten Schweiß, der wie mit einer Spritzflasche auf die berühmten Frauen aufgetragen scheint.

Sie stöhnen, arbeiten.

Glänzen wie in Plastik.

Christie dreht sich zu Res, ihre großen, runden Augen rollen sich in Neugier an ihr ab. Ein Geruch, fast widerlich stechend, ein rasierter Mann am noch morgenfeuchten Waschtisch.

Der Rasierer wird aus der Steckdose gezogen.

Was sicher verschlossen war, ist offen.

Rauscht.

Zwei Löcher im weißen Plastik tosen, als würden sie brennen, in so hoher Geschwindigkeit alles in sich aufsaugen. Res will nicht abrutschen, will am Ball bleiben, stößt sich vom feuchten Waschtisch ab, zieht den Kopf aus dem Sog.

Wofür, sagt Christie, wie hinter einer beschlagenen Scheibe, wofür Res eigentlich diesen Ruhm wolle.

Wofür verdiene sie ihn denn?

Res' Mund steht offen.

Die Frage wurde eingeschoben, sie will die Antwort abspielen, aber kann nicht. Da ist kein Signal. In ihren Augen wird ihr Kopf zum Ball, fällt tief, schlägt auf der Rasenfläche auf. Im Grün ist Grün nicht eine Farbe, sondern grobkörniges Miteinander vieler Farben. Und Res' Aufprall ein gelber Bluterguss, der sie fliegen lässt über den Rasenplatz, in einem so schönen Bogen. Aus eigener Kraft kann sie das nicht. Wie zufällig schlägt man sie auf der Linie auf. Und Applaus rauscht über sie hinweg. Ein Regensturz aus Handgesten, den sie nicht verursacht hat. Sie ist nur der Ball. Wird von warmfeuchter Hand gegriffen. Kurz wird es kühl in ihrem Filz, als sie in die Luft geworfen fliegt, bevor hartgespanntes Nylon sie schlägt, seinen Abdruck hinterlässt, in ihr.

Heißes Netzmuster.

Ziehend schmerzt es, mit ihm zu fliegen in dieser nur kurzen Erleichterung eines scheinbar freien Fluges, denn schon ist sie da, die Angst vor dem Aufschlag des zweiten Schlägers.

Willentlich kann sie ihm nicht ausweichen. Er federt auf zwei Beinen, lauert. Ihr Flug ist berechnet. Sie kann die Formeln nicht ändern.

Prallt mit dem Sichtfeld zuerst gegen das Netz.

High Ball! Es schmerzt in den Augäpfeln. Es wurde in sie hineingeschnitten. Sofort werden die Kanten braun.

Das wächst nicht mehr. Das wird nie mehr, wie es war, sein sollte. Schmerzhafter Flug zurück.

Res will antworten. Sich endlich anschalten. Eine Ballmaschine sein für alles, was sie ist. In ihrem Kopf. Jeden Satz, den sie nie gespielt hat. Diese Person, die sie nicht nach draußen führen kann, ins Licht, immer hinter ihrer Stirn im Schatten abgeschlossen, wartend auf die Einladung, sich zeigen zu dürfen, sein zu können, un bel dì vedremo, ein Schiff wird kommen, ein Showmaster die Tür öffnen, sie endlich bitten, aber bis dahin muss sie in der Ungerechtigkeit leben, nur zuzusehen, den anderen, wie sie scheinbar ohne Sorge Türen und Fenster öffnen, sich daraus ergießen wie Wasserfälle, den Applaus, den sie dafür bekommen, obwohl es ihnen doch so leichtfallen muss. Denn sind sie nicht wie alle anderen?

Ohne mit der Wimper zu zucken, schläfern sie sie ein.

Wie schwer es Res fällt, die Kontrolle abzugeben.

Jeden Tag.

Das Überwachen all ihrer Sätze.

Haltungen und Meinungen.

Immer in Kopie gehen.

Sicher ist sicher.

Niemals sich selber zeigen.

Sie ist anders, aber ist sie schon genug?

Wenn sie genug ist, wird es so eine Genugtuung sein, sich zu zeigen.

Aber bis dahin.

Keinen Fehler machen.

Atmen, wie die anderen atmen.

Gehen, wie die anderen gehen.

Und jetzt:

Sitzen neben dieser Frau, dem Ursprung. Der Trainerin.

Mutter.

Res schwitzt im Nacken. Die Verbindung darf ausgerechnet jetzt nicht reißen. Sie muss doch mal gesehen werden. Und ist sie nicht genau der bescheidene Underdog, dem der Sieg zu bescheiden ist?

I really do believe, that I'm a beautiful, an exceptional mind.

Manche Sätze kann man nur auf Englisch denken. Aber ist nicht alles, was einen bewegt, jedes Movie immer eine Heldenreise?

Res kann die Akte nicht mehr zählen, weiß gerade nicht, wo sie ist auf ihrer Quest, aber es ist doch schon so viel Zeit vergangen, die Apotheose muss kurz bevorstehen.

Oder hinter ihr?

Ihr Mund steht noch immer offen, als Frances ihr Aufschlagspiel gewinnt.

Die Künstlerin jubelt, hebt den Schläger über ihren Kopf, wie ein Gewicht stemmt sie ihn, immer wieder, die Gegnerin schlägt ihren Schläger mit der Außenkante auf den Rasen.

Ratz.

Ratz.

Ein Moment hat entschieden. Da steht eine Gewinnerin und da eine Verliererin. Die willkürliche Situation wird aufgeschrieben und wird zur Geschichte. Alle haben sich dazu jetzt zu verhalten. Denn diese eine Willkür gilt. Nur Minuten danach hätte alles anders sein können. Aber es folgt schon der nächste Satz. Die Spielerinnen wechseln die Seiten, und eine 4-Ton-Musik spielt sich ab. Ein Chiptune, der über die Ohren in den Augennerv flirrt, das Bild zerteilt in grobe Pixel, die rauschen, knacken. Im Strom hinter Res' Stirn schwimmt die Mühe, wach zu bleiben. Ihr Kopf hängt, ist ein schwerer Knopf am Wolljackett. Und Christie sieht sie an. Umrauscht vom Grün des Stadions, legt sie sich eine Hand auf den Solarplexus.

Res, sagt sie, du bist eine Zuschauerin.

Um sie herum fällt erneut Applaus den Trichter herunter. Umspült erst alle, dann nur Frances.

Ihr Lachen.

Ihre zum Zopf gebundenen Haare. Ein Naturschauspiel. Panorama aus Sonne und Nass, und hinter ihr, ihre zweite Natur, die Werbung.

Sport ist Limonade trinken.

Grün ist gesund, ist Sprite, ist Wasser mit dem Geschmack von Zitronen und Limetten, aus denen Gas austritt, viele kleine kristalline Blasen, die in den Schweif eines schnell fliegenden Balls münden. Das befriedigende Geräusch bei seinem Aufprall auf dem Schläger. Das befriedigende Geräusch beim Öffnen der unter Druck stehenden Flasche.

Satt, wie der Biss in einen sauren Apfel. Der Geschmack, der in beiden Mundwinkeln als Zuckerspucke hervortritt, die Symmetrie eines rechteckigen Feldes, die Genugtuung, alles könnte zusammenhängen und kein Potential je verloren gehen.

Der Haken hinter einer erledigten Aufgabe.

Swoosh.

Res ist eine Zuschauerin.

Kein Main Character, keine Protagonistin. Sie unterliegt, wie alle hier, einer Täuschung. Und das ist genau so erwünscht, da ist kein Überschuss. Fehler. Nichts ist

Zufall, alles ist determiniert, gelingt und endet sauber im warmen Zug am Stecker aus der Steckdose.

Bestätige mit »Select«.

Press »Continue« to play.

Frances spielt wirklich Super Tennis, sagt Christie, durch Res' Opernglas schauend, und hält dann inne. Sieht Res' hilfloses Gesicht.

Also ich habe eine Zuschauerin sein wollen. Bloß weit weg sitzen, vom Court, von meiner Tochter. Ich habe sie, soweit es geht, von mir entfernt. Der Apfel ist nicht gefallen. Ich habe ihn aus meiner Galaxie hinausgeschossen. Ich kann loslassen. Mich so gut dissoziieren. In dieser Disziplin bleibe ich Weltranglistenerste. Denn, das kann ich dir sagen, nichts schmerzt eine Mutter mehr als der Verlust ihres Kindes.

Aber Frances kann für immer Kind bleiben. Sich in diesem Zeitfenster alle Items kaufen, so dass es sich nie schließen muss. Rosebud, rosebud, Motherlode. Ich hab ihr die Kindheit genommen und als ewiges Bild zurückgegeben. Den Verlust gerahmt in höchster Rahmstufe. So cremig, sahnig. Auf dieser Erdkruste kennt sie fast jeder. Aber, sagt Christie, bohrt man nur ein Loch, und schon nach drei Metern hat keiner je mehr von ihr gehört.

Sie lacht schrill, Res aber reagiert nicht.

Christie umschließt den Strohhalm mit ihren Lippen, zieht an ihm, bis zum Störgeräusch, dem also definitiven Ende der Limo, und lässt den Stadionsprecher in die Gischt sprechen:

Frances Scott spielt so super aggressiv.

Sie diktiert das Spiel.

Verwandelt jeden High Ball.

Es ist der Wahnsinn!

Ein Feuerwerk kracht über das Stadion. Und die Fans jubeln. Brüllen. Machen Fäuste, wie man sie nur beim Tennis und an der Börse macht. Christie lässt den Becher leer auf den Boden sinken.

Ich habe eine Verbindung zu ihr gehabt, sagt Res. Wir sind uns nah gewesen. Wir sind uns ähnlich. Ich will –

Christie nimmt Res' Gesicht in beide Hände, quetscht es, wie eine Bustür es tun würde, schaut auf ihre Lippen, wie sie sich kräuseln.

Hörst du dir selbst zu? Du musst die Kopfhörer abnehmen. Aufhören, auf dem Rücksitz in der Scheibe neben dir nur nach dir selbst zu suchen.

Du bist ein Kind bei Toys "R" Us, das seine Mama anbettelt. Du willst Frances, genau wie Sprite, Nike und Kellogg's es tun, aber zahlen kannst du wohl nichts? Oder? Träum nicht von alternativen Spielregeln. Der Tag, an dem du dich von außen sehen und lieben kannst, während du gleichzeitig noch in dir steckst, kommt nicht.

Change your Hard Drive.

Insert New Disc.

Christies Bild friert ein, und ein Schriftzug fällt von oben ins Bild.

Res kann ihn nicht lesen. Er ist hinter ihr. Im Umdrehen aber sieht sie ihn verschwommen. Es sind zwei Wörter.

Game Over.

Wie eine Glasflasche ist das Stadion zersprungen. Sein Rauschen läuft aus, sickert in die Farben ein, bringt alles zum kaum merklichen Erzittern. Braun bäumt sich das Gras vor Res' Sohlen auf, bildet warme Schlaufen, die beständig schmaler werden, stromlinienförmig fließen wie der Raum.

Alles wird immer enger.

Aber ein letzter Bildausschnitt bleibt.

Er rahmt eine Frau mit Hasenrucksack.

Diesen Zug müssen wir nehmen.

Res hört sie nicht, versteht sie durch innere Untertitelung. Folgt ihrem Hasen, der Herznase in dem weißen Kieferfell, das lacht ohne Mund, so freundlich, wattig. Wie ein kleines Schweinchen, denkt Res. Und ihre Schritte versacken in diesem Weg, zu diesem Zug, so schwarz, als würde er Kohlen transportieren. Ein Logo surrt über seinem runden Korpus, sie erkennt es, und es ist dieses Logo, das Bekannte, das Res Vertrauen fassen lässt, einzusteigen, die drei Gitterstufen hoch, auf einen Teppich, der sich wie eine Zunge durch den Zug streckt. Lang. Länger. Als suchte er einen Lolli, züngelt er an weißen Sitzecken vorbei. Als Plaque hat man sich zu setzen. Aber noch ist alles hygienisch. In den Fenstern spiegelt sich niemand, nur das Neonlicht verwischt sein Rot auf den weißen Tischdecken des immer gleichen Abteils, der immer gleichen Idee.

Wenn man sie sich nur einmal bewusst machen könnte. Sie greifen könnte.

Festhalten.

Was wäre dann?

Der Zug schließt seine Türen. Dichtet sich gegen das Rauschen ab. Und mit einem Mal steht Res in totaler Ruhe für einen Takt.

Zwei Takte.

Dann.

Setzt ein Schnipsen alles in Gang. So laut und scharf, wie aus einem leeren Raum ausgeschnitten, klingt es nah an Res' Ohren. Ein Rasierpinsel geht auf ein Becken nieder. Sachte-Sachte-Jazz. Ein weltmännisches Sich-vorwärts-Bewegen, in so gelackten wie eng geschnürten Schuhen. Lakritzschwarz über weiß gerippten Socken. Eine Aufnahme so bekannt, dass sie zum Standard wurde wie frisch gepresster Orangensaft. Der Einfall eines Einzelnen wurde zur Einfallslosigkeit aller. Geht wie Wind durch die Köpfe, bringt Hände zum Schnipsen. *Sway, sway.* Macht euch nicht so viele Sorgen. Ihr tanzt nur, was ihr hört, seid nur Archiv aller Regeln, die euch zu Erwartungen wurden.

Relax!

Aber Res fragt sich wie immer viel zu viel. Geht die Zunge entlang, schaut in leere Kulissen, Unheimlichkeiten, denen der Jazz die Spitzen nimmt, mit so sauberer Klinge. Was bleibt, ist das frisch rasierte Gefühl, wie alkoholisch rein beliebig alles ist. In Abwesenheit der anderen ist auch das gemeinsame Spiel abwesend. Die Regeln, die einem halbgar aufgetischt wurden, dass es in einem Diner immer Frühstück gibt, dass man dazu Orangensaft und niemals Fanta trinkt. Könnte es nicht alles auch ganz anders sein? Könnte sie hier sitzen, mit der Zunge über das Vinyl einer Lakritzschnecke gleiten? Lecke so langsam, dass du der Sohle deiner Zunge Gehör schenkst.

Die Nerven zucken. Wollen mehr, mehr, und der Teppich streckt sich in den immernächsten Waggon, unter die Oxford-Schnürer einer Frau in Türkis.

Res erschrickt.

Beobachtet die Frau, ihr blondes Haar und rundes Tablett, das über den Nischen schwebt, einen Dekanter hält und ein Kristallglas, so bernsteinfarben befüllt schwingt es mit ihr in vier Schritten.

Kommt zum Stehen.

Kurz.

Dann dreht die Frau sich auf, beugt sich in eine der leeren Tischnischen.

It's suntory time, sagt sie. Im Glas bricht sich das Licht, aber nichts bricht sich in ihren Augen. Und doch strahlt sie Erwartung aus. In all die leeren Bänke. Ungebrochen ist ihr Enthusiasmus, geht immer vier Schritte auf so langen Beinen.

Schwingt.

Unreflektiert.

It's suntory time.

Zäh tropft ein Saxophon von den Wänden. Lässt dem Schnipsen aber den Vortritt, macht sich hier nicht breit, ist nur ein Followspot, kommt näher, wie die Kellnerin immer näher kommt. Zu Res, die sich aus der Hüfte heraus in eine der tiefroten Sitzbänke bewegt.

Zu laut.

Das Leder knirscht unter ihr, als wäre sie ein Mann, beschwert von Manschettenknöpfen, das blonde Haar in diesem leichten Tanz beobachtend, einem Tanz, der nicht in Res' Grube fallen darf. Sie kippt die Schultern vor. Will nicht auffallen. Aber die Kellnerin schwingt sich weiter lächelnd von Nische zu Nische.

Zu Res.

Dieses blonde Haar.

In diesen so großen Wellen.

Res kennt es, aber weiß nicht, woher. Sie kann das Gesicht nicht richtig sehen. Es ist ihr zu grob verpixelt. *It's suntory time.* Die Kellnerin lächelt auf Res' Stirn, als wäre da etwas, und Res fasst sich an diesen Punkt, weiß nicht, was sie erwartet, verharrt einen Takt zu lang, bis sie es dann doch sagt, also ein Glas hätte sie gern, aber die Kellnerin zieht sich schon aus der Situation, in den Gang, hält inne, kurz, dann dreht sie sich zur leeren Tischnische auf der anderen Seite auf.

It's suntory time.

Res' Herz ist ein Rennpferd. Nass vor innerer Flucht sitzt es, mit kokaingeweiteten Nüstern unter der roten Collegejacke. Einem der Situatuion so völlig fremden Stoff. Liebesperlen auf sattgrünem Rasen. Rot glänzende Becher voller Budweiser, zu vollen Jungslippen unter so crispy blonden Locken. Da ist diese Spindeligkeit der ersten Jahre. Dass es immer nur um das Öffnen der ledernen Gürtel ging, züngelnd in Jeans und in Kondome kommen, mit Alkoholatem am Weidezaun rosa Kaugummi aufblasen.

Wie entspannt die Pferde damals schienen, wie hörbar sie ausatmeten.

Die Kellnerin übertritt die Schwelle zum nächsten Waggon.

Sofort steht Res auf, lässt die Collegejacke auf dem Leder zurück, hat aber Bedenken. Legt sie eine Fährte? Sie weiß nicht, wie die gelesen wird. Darf sie diesen Raum verändern? Verlassen? Wird die Jacke fehlen, wenn sie hierhin zurückkommt? Kann sie überhaupt zurückkehren? Und wird sie wissen, wo sie war, ist, wenn ihre Jacke hier nicht mehr liegen sollte?

Ihre Lider sind heiß. Sie findet keine Antworten auf ihre Fragen, wird gehend zum Belag der Zunge, fault an hellweißen Sitznischen vorbei, so langsam, dass sie erste Veränderungen entdeckt.

Eine Zeitung spiegelt aufgeschlagen ihren Dotter in der Scheibe.

Flüchtig verlaufen Bilder ausgebombter Gebäude unter dem Foto eines Muttergesichts, das mit grauem Baby am Ohr ein Telefonat in eine Zukunft führt, die in der Gegenwart schon abbrach.

Der ferne Tod eines Unbekannten ist das Knacken in der Leitung des Weiter, immer weiter, des schnipsenden Jazz, wie aus dem Ei gepellt, in diesem in Holz und Watte verpackten Zug, dessen Licht aus Lampen wie Joghurtbecher scheint auf das Silbergestell, das Salz- und Pfefferstreuer in ihrem Tanz über die Decken hält, an deren Kanten die rote Linie verläuft.

Kein Ausschlag.

Tabasco.

Er steht in Flaschen neben den Behältern mit Essstäbchen und leicht rosa Servietten. Rosa, denkt Res, die Frau mit dem Hasen, denkt Res so laut, dass sie sie beinahe herausschreit, ihre Gedanken, sich ihnen angleicht.

Sie beginnt zu jagen in Tennisschuhen.

Wo hat sie die wieder her?

Unter dem viel zu kurzen Rock wächst der Zug mit ihr, wird länger, je weiter sie läuft, bilden sich mehr und mehr Nischen, Tabasco, Stäbchen und aufgeschlagene Zeitungen. Die Nachrichten richten sich nicht nach ihr, sie stellen ihr ein Bein, diktieren, was wichtig ist, immer das Gift, das den ungleichen Machtverhältnissen entwächst, den unterirdisch verflochtenen Ideen der Männer, die mit dem Verderben von Frauen und Kindern in Blüte gehen.

Sie will das nicht.

Sehen.

Lasst alles Kunstrasen werden, nur nichts verwurzeln. Sie hebt die Beine, versteht instinktiv, sie darf nicht zu lange mitgehen, muss sich gegen die Fahrtrichtung wenden, Hochmut für immer, dem Lauf der gesponnenen Dinge entgegen, aufgeschlagene Eier den Hennen zurück unter die Gefieder legen, nicht nachschauen, was da so nass ist, die Zeit vergessen, langsamer gehen als alle anderen, der kalte Dotter wird schon warm werden, zischend heiß, wie ein Flötenkessel seinen Dampf auslässt.

Sie wird sie schon wieder sehen.

Im Nebel.

Übergang von einem Waggon in den nächsten, mit ineinander verknoteten, nackten Beinen, in einem Herrenhemd. Den Hasenrucksack gegen die Flanke gelehnt. Ihre Fingernägel sind weiß, und ihr iPhone ist so rosa gummiert, als könnte man es kauen, bis einem der Geschmack sauer in den Rachen spritzt. Sie tippt auf das Hard-Candy-Display, tippt wie Regen auf das Wellblechdach einer Gartenlaube.

Unweit eines Sees.

Im Surren der Moskitofallen. Eine falsche Bewegung, und schon endet man im neonblauen Licht. Aber Res wagt sich näher, noch näher heran, der Boden wird weich, sie hört die Frösche quaken, sieht den Atem der Frau, wie er auf dem Display kondensiert. In so flüchtig weißen Wolken verlässt die Anspannung Res' Körper. Wächsern schmilzt sie der Frau entgegen, mit dem Blick auf deren Nägel, wie Zuckerguss, der sich in Eile auf das Dach einer Hexe spritzt. Die viel zu dünnen Kinder darunter. Ihr lockendes Stöckchen.

Iss mich.

Trink mich.

Und eine Fliege macht das Gewitter an der UV-Röhre, knistert blau in feuchter Luft, die den Ton so behäbig trägt, lang, viel länger, als er war.

Res geht vor der Frau in die Knie.

Hör mal.

Sie schauen nach oben, als käme die Musik geradewegs aus den Deckenritzen.

Ich mag das, sagt die Frau.

Res hatte schon vergessen den Jazz zu hören. Die Besendrum, das glatte Schnipsen. Die Frau zieht die höchststehende Zigarette aus einer weiß-roten Schachtel. Kennst du das? Diese Enttäuschung, wenn man eine Straße entlangläuft und Musik hört, die einen trägt über die Masse. Musik, die dir sagt, dass du etwas zu erwarten hast. Highlights, Highlights, Highlights, und dann – die Frau steckt die Zigarette zwischen ihren Lippen in Brand – fährt ein Cabrio an dir vorbei.

Zu dicker Bereifung ein noch dickerer Bass.

Sie atmet Rauch aus.

Der fremde Beat fährt seinen eigenen Film, einen, in dem du nicht vorkommst, in dem alles, was du selber bist, mühsam erlernt und erkauft hast, eine Serie ästhetischer Fehlentscheidungen ist. Kein dicker Bass. Arsch. Deine Nägel sind viel zu kurz, um etwas mit ihren Köpfen zu machen. Und nach all deinen Anstrengungen bleibt ihnen dein Gesicht so leer wie eine Zielscheibensilhouette.

Die Frau spannt ihren Daumen, lässt ihren Zeigefinger auf Res' Stirn zielen, und sofort fasst Res sich dorthin, tastet, spürt nichts, nur die Narbe an ihrer rechten Augenbraue. Zärtlich streicht sie darüber.

Ich finde, es sollte für alle immer dieselbe Musik laufen. Wie hier. Immer Track 5, sagt die Frau.

Und blickt sofort wieder auf ihr Handy.

Tippt.

Ich bin Res.

Eine Hand wird gereicht, die Frau sieht sie an wie einen Fisch in gewachster Folie, den sie so jetzt nicht essen kann, sie hält ein Handy und eine Zigarette. Res solle sie einwickeln, die Hand, zurückziehen, auf Eis legen.

Ihre Nägel auf dem Display.

Du warst auch im Stadion, sagt Res mit plötzlich schwerem Arm.

Weißt du, mit wem ich da war?

Die Frau tippt.

Res sieht in ein von unten illuminiertes Gesicht. Es reagiert nicht. Sie greift nach dem Glas, das neben ihr steht, hebt es hoch, gegen das Licht.

Ein ausgezeichneter Whisky, sagt die Frau, ohne hinzusehen.

Tippt.

Wo sind wir, fragt Res.

Starbound, sagt die Frau. Wie immer.

Frances, fragt Res.

Die Frau sieht kurz auf.

Trink doch.

Und eine Flüssigkeit wie Öl fließt Res den Rachen herunter, lässt ihre Wangen erröten, sie an Fische denken, denen der Kopf vom Rumpf geschnitten wird. Kleines Rinnsal Blut in einer Lache salzigen Wassers.

Was gäbe sie jetzt für einen trocknenden Zug von der Zigarette, wie sie da hängt, zwischen Zeige- und Mittelfinger der Frau, ein Elefantenrüssel aus Asche bildet, der sich am Zugboden festsaugt, ihn zu trinken scheint wie ein Schälchen Milch. Gerade warm genug, damit sich keiner verbrennt, damit alles noch im Schwimmen ist, nichts zu konkret zu Haut oder Rauch wird.

Die Frau tippt.

Res zögert, greift dann aber an der Zigarette vorbei nach dem Hasenrucksack, streichelt sein seltsam ziependes Fell aus verästelten kleinen Fasern.

So cute, sagt die Frau noch immer tippend.

Es ist der Velveteen Rabbit.

Und Res sagt das nichts.

Der Velveteen Rabbit?

Ich bin keine Amerikanerin, sagt Res. No soy americano.

Keine Sojamilch im Kaffee, bitte.

Und die Frau hebt den Kopf, verdreht die Augen, als wären sie Kugeln, kullern wie im Kaugummi-Automaten. Wie kannst du keine Amerikanerin sein und hier sein? Rosa und weiß kugelnde Augäpfel. Res weiß nicht, was sie anderes tun sollte, als sich eine der Kugeln zu ziehen, sie zu öffnen. Was wäre darin? Eine Figur?

Eine Botschaft.
Amerika, oft benutztes Synonym für Möglichkeit.

Eine Reiseannonce.
Leben Sie im Mythos, nicht in der Geschichte.

Ein Bekenntnis.
I was expecting the American Dream,
since I was seventeen.

Die milchigen Hälften, wie sie ihr auf der Hand liegen würden. Schnell würde sie sie wieder zusammenfügen wollen, aber es dann doch nicht schaffen, sie einfach wegwerfen. In eine der Sitzecken, wo sie erst über den Tisch rollen würden, bevor sie auf das rote Leder fielen und zerbrächen.

Wir sind immer genau hier, sagt die Frau mit ausgestrecktem Zeigefinger auf dem iPhone-Display. Es ist gar nicht so schwer, den Überblick zu behalten. Oder? Hast du Hunger?

Res zuckt mit den Schultern.

Vielleicht ein Sandwich, sagt sie. Mit warmen Salzgurken?

Die Frau schüttelt den Kopf. Im ganzen Zug gibt es nur Cerealien. Frosted Flakes. Das sind diese zuckrigen weißen. Magst du die? Ich habe mir eine Schale bestellt. Vor einer halben Stunde? Die Frau greift nach Res' Handgelenk, dreht die Uhr am grünen Stoffband, schaut auf das Display.

Lange.

The Velveteen Rabbit, sagt die Frau dann. Es ist ein Kinderbuch. Mein Vater hat es mir vorgelesen. In meinem Bett, unter der Lichterkette, während im Garten, weit unter uns, die Gebläse in den Schneemännern und Rentieren surrten. Alles war rot, blau, grün. Weihnachtszeit. Und der Velveteen Rabbit so eingeschüchtert von dem technischen Spielzeug, das neben ihm ins Regal einzog. Er war mit Sägespänen gefüllt, aber wollte das besonderste Tier sein, gesehen werden von dem Jungen, er wollte etwas erleben, aus dem Regal genommen werden, durch den Kinderzimmerzauber wirklich werden. Das Hochhaus verlassen, in nasser Wiese hoppeln. Die Halme so hoch, und den Morgentau in den Knochen.

Die Frau tippt, den Kopf gesenkt, als hätte sie gar nichts gesagt, nie in diesem Lichtkegel gestanden, in dem sie auftrat, solange das Saxophon sich nicht genötigt sah, wieder in Szene zu treten. Aber es kommt, unter falscher Vorgabe, als ginge es ihm gar nicht um die Zeit, nein, als ginge es nur darum, auf dem Besendrumbeat zu spazieren. Nonchalant hüpft es wie flache Steine über einen Fluss.

Wie wird er echt? Der Hase, sagt Res, sieht in das Glas mit der braunen Flüssigkeit.

Weißt du, wenn man Kindheitserinnerungen erzählt, muss man das sehr vorsichtig machen, barfuß und auf Zehenspitzen, sonst zerläuft alles, und man erinnert nur das, was man erzählt, also wieder und wieder betreten hat, aber die Erinnerung verliert man. Gerade habe ich meine Schuhe nicht ausgezogen, sagt die Frau. Deinetwegen.

Das Licht unter ihrem Gesicht geht aus.

Ist der Hase denn echt geworden?

Der Blick der Frau auf ihr Glas in Res' Hand.

Trink doch, sagt sie. Trink das Glas ruhig aus. Und meinst du nicht, dass du die Geschichte schon kennst? In wie vielen Variationen musst du die noch hören? Es ist doch immer das Gleiche. Liebe. Der Junge muss den Velveteen Rabbit lieben, bis er zerfällt. Ihn völlig ablieben. Dann wird er echt. Und was ist die Moral von der Geschicht'? Wir sollen uns einer Sache widmen und an ihr aufreiben. Uns verschreiben und verschleißen. Es ist der Call to Action.

Sie nimmt ihren Rucksack auf den Schoß, streichelt ihm über den Kopf.

Es ist die Bottom Line. *Just Do It.* Der Slogan aller Slogans. Liebe. Nenn es, wie du willst.

Ein leeres Versprechen, sagt Res.

Warum denn so negativ?

Die Frau setzt den Hasen wieder neben sich. Und ihre Finger gehen auf das Display nieder, spinnen den Kokon angenehmer Geräusche um eine Res, die gläsern wirkt. Das Licht scheint durch sie hindurch zu scheinen. Ihr Muster schwebt über die Tischtücher, wie Wachsflocken im warmen Wasser, bläht sich über Salz und Pfeffer, fällt nur, um wieder aufzusteigen.

Bis es piepst.

Es ist deine Uhr.

Die Frau streckt die Hand aus, beugt sich über die Ziffern.

1967, sagt sie, erforschte der Neurowissenschaftler Michael Gazzaniga Epilepsiepatienten, denen der Steg zwischen den Gehirnhälften durchtrennt worden war. Was glaubst du, wie es denen erging?

Ihre Gehirnhälften funktionierten weiter. Unabhängig voneinander.

Split Brain. Wäre das nicht ein guter Name für einen Cocktail?

Res ist stutzig.

Die Frau dreht ihr iPhone, und Res sieht einen Split-Brain-Patienten, wie er 1967 auf einen kleinen Computerbildschirm guckt, der einen Punkt zeigt, auf den er starren muss in Erwartung von Wörtern, die neben dem Punkt erscheinen.

Rechts kann er sie lesen.

Erscheinen sie aber links, sagt der Patient:

Ich habe nichts gesehen.

Gazzaniga sieht seinen Patienten milde an, streicht ihm über die Schulter. Zeichne, sagt er, aber mit deiner zum rechten Gehirn gehörenden linken Hand. Und der Patient zeichnet den Begriff als Bild. Er hat also doch etwas gesehen. Nur mit dem stummen, rechten Hirn. Hirn ohne Sprachausgabe.

Wir sehen, es gibt nicht nur ein Selbst, sagt Gazzaniga.

Es gibt nur ein Gehirn. Aber durchtrennt man es, hat man zwei.

Die Frau grinst.

Gazzaniga trinkt einen Schluck Kaffee. Er trägt einen Norwegerpullover. Grünlich flirrt er unter den Fingern der Frau hindurch. Wie der Imperativ, der nun erscheint:

Geh!

Er steht links vom Punkt, und der Patient geht.

Gazzaniga rührt in seinem Kaffee.

Und, fragt er. Warum bist du gegangen?

Sie sehen den Patienten kurz innehalten.

Ich wollte mir eine Sprite holen, sagt er.

Gazzaniga zieht den Löffel aus der Tasse. Trinkt. Schaut dann zufrieden unter weißlackierten Fingernägeln hervor.

Seine linke Gehirnhälfte sagt das nicht, weil sie lügt. Sie geht ihrer ehrlichen Arbeit nach. Sie sagt auch nicht: Ich weiß es nicht, Herr Gazzaniga. Mir wurde das Corpus callosum durchtrennt, und seitdem machen wir diese Experimente, und manchmal weiß ich den Grund für meine eigenen Handlungen nicht. Würde sie das tun, würde sie versagen. Die linke Seite ist die Public-Relations-Abteilung unseres Systems. Sie erfindet Gründe, die uns stützen, uns in Kohärenz zusammenhalten, die uns unbedingt, wahr, die uns wie ein Selbst vorkommen.

Sie tut das automatisch.

Immer. Jetzt und jetzt.

Und jetzt wieder.

Er stellt den leeren Kaffee ab.

Broca & Wernicke generieren uns den Text, der unser Handeln sinnhaft macht.

Er streckt den Finger aus.

You, sagt er, are nothing but Public Relations.

Die Frau muss lachen, aber so leise, so unterdrückt, als säße sie in einem Kinosaal. Neben anderen, da darf man nicht laut loslachen, man darf die Erfahrung der anderen nicht stören. Sie wollen Jazz. Track 5. Den Schneebesen und das Schnipsen. Ein so kontinuierliches wie hypnotisches Tippen auf eine harte Oberfläche.

Ein Haus am See.

Später. Und bis dahin den Laugh Track aus der praktischen Konserve.

Und wo bleiben eigentlich die bestellten Frosted Flakes?

Werden wir noch heute eine virtuelle Zuckerrübe ernten?

Für 200 Coins?

Oder schießen wir einen Vogel vom Baum?

Für ein Bußgeld von bis zu 15 000 Dollar.

Schauen Sie sich doch lieber noch ein Video an.

Für einen Takt.

Zwei Takte.

Es gibt kein Selbst.

Nur einen Left-brain-Interpreter, der uns erfindet, also lügt, unentwegt lügen muss. Res starrt, ohne zu blinzeln.

Wach auf, brüllt die Frau mit dem Hasenrucksack. Rüttelt an Res' Schultern, schlägt auf Res' Wangen. Aber sie sitzt hinter weißlichen Augen, die Füße ordentlich nebeneinander und die Hände auf der Brust gefaltet. In einem so wohligen Stupor. Da ist jemand, das große Andere, es ist unterrichtet und unterrichtet sie nun frontal. So soll es sein. Hätte es so nicht immer sein sollen?

Sie sitzt gerade, ist artig und steif in Erwartung.

Für immer in Erwartung auf das sehr gute Zeugnis. Als ich das Video zum ersten Mal gesehen habe, habe ich mehr Reaktion gezeigt als du. Ich habe geweint, sagt die Frau. Öffnet ihren Hasen von den Läufen an, findet ein Rohr, rußschwarzes Rohr, das immer länger wird, solange sie es hervorholt.

Virgin steht darauf. Der Schriftzug leuchtet rot, Res liest ihn nicht, sie erkennt ihn. Sieht, wo das Rohr endet, hört den metallenen Stift, er wird geladen und in einem Zug gerichtet auf Res' Stirn.

Er erscheint lang, aber ist nur ein recht kurzer Flug.

Ein Bolzenschuss. Und kein Schwein quiekt, schon ist ein feines Loch in Res' Stirn.

Die Frau beugt sich vor. Res' spürt ihren Atem an Loch und Stirn und will mehr. Wärme soll sich in ihr ausbreiten, durch den ganzen Körper wachsen, wie der Jazz, soll groß reinemachen mit seinen Rasierpinseln und Besen, dann kann auch die Frau hereinkommen, ganz und gar schnipsend durch sie hindurchtanzen, sie ausfüllen mit dem großen Anderen. Und sie wäre komplett.

So schön ist das Leben.

Wunderschön.

Spürst du es in dir?

Aber die Frau dreht ihren Kopf weg, hält nur noch ihr Ohr vor das Loch, lässt Res' leiseste Geräusche in ihren Härchen und Hämmerchen widerhallen.

Herbstlich ist es in Res. Leicht klebrig.

Aber das Wasser rauscht schon.

Langsam züngelt es sich seinen Weg.

It's suntory time.

Der Sprachfluss rinnsalt Res aus dem Kopf.

Auf flauer Straße läuft Res den Ereignissen hinterher. Sie wurde wieder zurückgeholt, hat das alles bereits gesehen. Ist eingespannt in eine Bauchbinde, kann sich nicht abwenden, steht in ihr wie in einem Gummitwist. Wer singt den Abzählreim? Und zu welcher Melodie? Sie will ihr nicht aus dem Kopf gehen, verkommt in ihr zu einer Leier.

Im Plaza-Hotel.

Da ist sie. Wieder. Wie oft war sie schon hier? War es nicht zuletzt viel heller? Ihr Blick auf die Wände hält sich nicht. Rutscht ab. Zu den Öffnungen kurz über den Bodenleisten. Zwei schmale Steckdosen wie Augen hängen im Entsetzen gedehnt über einem Mund, dessen Unterlippe so schlaff summt in einer Energie, die sich selbst nicht versteht. Warum hat sie sich eingelassen in dieses weiße Plastik? Unter so großem Aufwand wurde sie erzeugt und dann einfach hineingepresst in dieses Schmal-Schmal. Wut steht auf der Leitung, die zähnefletschend alles durchzieht. Sie ist ein Hund, dem bauchig der Seiber aus den Lefzen tropft, während alles immer geometrischer, immer widerlicher wird.

Die Steckdosen ansehen heißt von ihnen verschlungen werden.

Die Dinge sind näher, als sie scheinen.

Und wenn man sie nur einfach nicht beachtet?

Zweifach nicht beneunt?

Die Wissenschaft hat festgestellt,
dass Coca-Cola Gift enthält.
Drum trinken wir auf diese Weise
Coca-Cola literweise.

In einer Badewanne
saß eine Dickmadam
Dickmadam lachte
Badewanne krachte.

Seite, Seite

Mitte

Raus

Vor dem Aufzug steht die Frau. Der Samthase hängt schwer über ihrer Schulter. Sein Fell schreit in nassen Borsten.

Umgebaut haben sie.
Etage sieben ist jetzt ein Spaßbad.

Und da öffnet er sich schon, der Aufzug, das helle Licht, das er preisgibt, löscht die Frau aus dem Bild. Die Türen schließen miteinander ab, erzeugen eine Druckwelle, die Res erreicht. Die Frau mit dem Hasenrucksack darf nicht zuerst bei Frances ankommen. Denn wer als Erster am Ziel ist, dem wird das Ziel gehören. Hat Nancy das gesagt? Damals, auf dem Weg vom Lebensmittelautomaten zum Parkplatz vor dem Schulgebäude, wo sie sich setzten, immer, um diese warmen Sandwiches zu essen. Wer nach außen schaut, träumt, wer nach innen schaut, erwacht, sagte Res in das Wachspapier. Und Nancy lachte, kannte den Satz aus dem Postkartenkarussell im Eingang des Warenhauses. Ein Traum in einem Traum. Auf seiner Schwelle stehen, vor Comic Sans auf einem Hintergrund aus verschneiten Bergen. Die Augen schließen. Times New Roman auf nassen Pflanzen. Sich vorstellen, wie der Torluftschleier sie nicht von oben stutzte, sondern sie von unten trug, ihnen so leicht unter die Röcke fuhr, dass sie sich wiegen konnten, mit abgespreizten Händen vor den Postkarten.

Panoramen.

Alle Wahrheiten werden in der Leier zur Leere.

Warmer Salzgurkensaft in ihren Mündern. Und Frances sang auf dem Röhrenbildschirm, getaucht in so ultraviolettes Licht. Ein Kind saß davor, bekam über geröteten Wangen die Haare gebürstet. Wie fest die Mutter an ihnen zog, sie in Schleifen band, die sich immer und immer wieder auf sich selbst bezogen, glänzten im Fliederlicht, das der Fernseher mit einer Aufforderung abband:

Loslaufen, Res.

Jetzt.

Loslaufen.

Und Res geht. Wie gesteuert von einem Fadenkreuz läuft sie durch das Hotel, natürlich zu dem Aufzug, drückt seinen Knopf, der irgendwie morsch nachgibt, einen Zerfall eröffnet, aus dem der Aufzug hinter die Türen stürzt, als hätte er in der Feuchte zu tief eingeatmet, hätte die Luft angehalten, und gehalten, gehalten, dann aber ruckartig losgelassen, um vor Schreck und Sporen die Türen zu weit aufzureißen. Sein Licht surrt wie ein entzündeter Nerv. Seine Hinterwand fehlt, legt die Drahtseile frei. Res will nicht einsteigen. Aber was bleibt ihr anderes übrig, sie muss nehmen, was sie kriegen kann.

Kippelnden Boden unter den Füßen.

Und alle Etagen leuchten.

Raum 237, erinnert sie sich, als die Tür sich schließt. Aber ihr Druck auf bereits leuchtende Etagenwahltasten ändert nichts, löst kein intensiveres Leuchten aus, es gibt nur An oder Aus, man kann nicht mehr dran als dran sein. An oder Aus. Ein Dazwischen gibt es nicht. Wer sich beschwert, den hängen wir in die Warteschleife, die immer wieder versichert:

Ihre Meinung ist uns wichtig.

Ihre Meinung ist uns wichtig.

Ihr Wichtig ist uns Meinung.

Ein Echo, bis die Sicherung rausfliegt. Und Res sich mit weißen Fingerknöcheln in überspannte Seile krallt.

Da ist ein Glanz in ihrem Nacken, auf ihrer Stirn. Glanz auf all ihren Gliedern. Der Boden droht unter ihrer Feuchtigkeit zu zerbrechen, aber sie kann ihr eigenes Tropfen nicht stoppen, kann nur ihre Augen schließen.

Und da, hinter geschlossenen Lidern, wird ein Scheinwerfer auf sie gerichtet.

Viel zu großer Scheinwerfer. Heiß trocknet er sie. Das ist so erleichternd. Aber ist er an sich nicht viel zu schwer?

Das trägt sich doch nicht. Der Aufzug wird das nicht halten. Können. Sie strampelt mit den Beinen, als würde das etwas bringen, als hätte es je etwas gebracht, zu strampeln, sich abzustrampeln. Sie krampft. Unter ihr knackt es bedrohlich, sie wagt es nicht, sich nochmal zu bewegen, hängt still.

Setzt das Atmen aus.

Hinter dem Licht steht ein Mann. Wie ein Spanferkel ist er gefüttert mit Tabak und Arbeit. Er grinst aus seinen gestopften Stiefeln heraus, denn alles ist selbstverständlich nur ein Witz, den er in ein in Schaumstoff geschwollenes Mikrofon spricht:

Frances Scott hat die Sprite-Tournaments gewonnen. Aber hätte Sprite sich nicht von Frances distanzieren müssen? Kann ein gewalttätiger Popstar noch eine ausreichend freshe Leinwand für Zitronenlimettenlimonade sein?

Das Mikro lehnt sich zu Res.

Und die räuspert sich, schlägt zweimal dagegen, es übersteuert. Laut. Aber Res verzieht keine Miene. Sie will aufrichtig wirken, also schaut sie vom Boden her auf, sagt:

Alles, was ich wollte, war, dass die Versprechen wahr werden können. Wirklich wahr, sagt sie.

Dann tritt sie zurück.

Erwartet, dass der Reporter lacht. Sie auslacht. Aber er fuhrwerkt an dem Scheinwerfer herum. Schmutz tropft von seinem Gesicht.

Wir haben sie zu sehr ausgeleuchtet. Ich sehe sie nicht mehr. Fluchend tritt er mit seinen Stiefeln auf, und unter Res bricht der Boden weg. Ein spitzer Schrei, und sie hängt in den Seilen. Der Aufzug ist wie ein Karton auseinandergebrochen, hat Res freigegeben wie eine Puppe an Drähten hängend, mit weißen Fingern immer wieder gegen die steinernen Wände krachend. Halt suchend, rutscht sie an ihnen ab. Ihre Hände, Arme drohen ihr. Die Glühfäden flackern. Sie werden durchbrennen.

Aber das kann ihr doch nicht passieren. Ihr versteht das nicht! Sie ist doch nur zur Beobachtung hier. Ein Schwung, und sie wirft ihre langen, weißen Beine durch einen Schlitz, wie der eines Briefkastens. In einem Rechteck aus Dunkelheit kommt sie zum Liegen.

Ist das ein Zwischengeschoss?

Allzu niedriges Zwischengeschoss, auf dem sich jemand mahnend räuspert.

Dass aus einem Zug ein Aufzug wird, ist ein Train of thought den nur ein deutsch denkendes Gehirn träumen kann. Ist Ihnen das klar?

Die Kunstlehrerin, die die Klassenarbeit im lackschwarzen Heft auf den Tisch krachen lässt.

Und Licht staubt ins Dunkle.

Ein mit pinkfarbenem Fell ummantelter Kugelschreiber rollt vom Pult zu einem Türspalt.

Da ist ein Ausweg am Ende des Rechtecks.

Über den Boden kriechend, zieht sich Res ins Licht.

Eine Wartungsluke bringt sie zurück auf den Teppich, der so dicht und blau ist, dass er jeden ihrer Schritte ummantelt bis zum Knöchel. Sie will sich nicht umdrehen, beirren lassen von der klaffenden Wunde in der Wand hinter ihr, durch die man die Aufzüge rasen sieht.

Drei in einem Schacht.

Sie will nicht sehen, wie sie sich die Köpfe aneinanderstoßen, sich rammen in dieser Hast. Warum überträgt sie sich trotzdem auf sie. Diese Eile. Sie geht immer schneller, sieht schlechter, muss Raum 237 suchen, aber kann die Türnummern nicht lesen. Sie erscheinen in einem Schriftsystem, das sie nicht kennt. Wieder einmal ist sie allein verhindert. Ausgeschlossen. Drückt ihre Fersen wie Zigaretten in den Teppich.

Aber da.

Eine Erleichterung.

Spitze Absätze gehen auf Fliesen nieder. Es sind Frauen. Sie stehen in einem Waschraum vor großen Kristallspiegeln, schauen auf ihre Schultern und Schlüsselbeine, ziehen sich die Lippen nach.

Faulige Pflaumenränder glänzen an Weingläsern in dem hellen Licht, das ihnen ins Gesicht scheint, gegen jeden Schatten und jeden Makel. Groß berüscht bereiten sie sich vor auf einen Ball. Einen Abschluss.

Res bleibt stehen. Wünschte, sie könnte ihre eigene Hand halten, hätte je ihre eigene Hand halten können. Sie traut sich nicht, näher zu kommen. In diesem Eingang in Erscheinung zu treten.

Können sie sie so auch schon sehen?

Wie sie lachen in Taft und Organza.

Lachen sie sie aus?

Ihr prüfender Blick.

Wie es war, ich zu sein, sagt die eine in den Spiegel, als läse sie von einer Stoffserviette ab.

Wie es war, sagt sie.

Ich zu sein.

Sie betont den Satz immer anders.

Wie es. War. Ich zu sein.

Wie war es denn?

Also: Ich zu sein?

Sie reißt den Mund auf, zu einem Lachen wie in einem Gespräch. Verbindendes Gelächter zwischen zwei sich fremden Sätzen, sie hält es, aber kippt selbst wie eine Vase, achtlos von einer Katze umgeworfen, nach vorn, zerschlägt sich ihren Kopf im Spiegelglas.

Zersplittert.

In kleine bunte Scherben.

Explodiert rot wie Strontiumsalz, grün wie Bariumsalz, an nur ganz wenig Blau. Kupfersalz. Sie ist ein Feuerwerk aus so vielen Stückchen, Bonbons von den Wagen geschmissen. Nicht mit der Hand fangen! Gleich den Kinderschirm aufspannen und alles abfangen, damit nichts jemals auf den Boden kommt. Das glänzende Bunt ausgewickelt in den Mund legen, die Zähne langsam daran zerreiben.

Schlaf zerknirscht die Zähne zu Sand.

Und am Morgen reibt man ihn sich aus den Augen.

Res ist übel.

Einen Film mit Szenen wie dieser könnte sie durch gespreizte Finger gerade noch ertragen, aber sie wirklich zu erleben, ist zu viel, ist ein Schlegel, der auf ihr Zwerchfell niedergeht, den ihr Körper nicht abfedern kann. Sie will sich übergeben, aber schafft auch das nicht, unter Tränen gekrümmt, rennt sie an der Tür vorbei, links, in den nächsten weißen Flur voller Türen, die eine wie die andere lässt sich nicht öffnen, während sich in ihrem Rücken eine nach der anderen Frau den Kopf im Spiegel zerbricht.

Wie es war, ich zu sein.

Sie hört die eigenen Füße aufschlagen, nun so dumpf wie Bälle auf einem Sandplatz.

Da! Die Frau mit dem Hasenrucksack. Blass wie ein Fernsehbild im Sommer. Sie sehen sich an.

Du!

Die Frau läuft mit ausgestrecktem Zeigefinger auf Res zu.

Hast du Nancy je zurückgerufen? Mich gefragt, wie ich heiße? Bin ich überhaupt ein Mensch für dich?

Mensch oder Automat?

Der für dich funktionieren, dir die eine Wahrheit ausgeben soll. Über dich. Du suchst sie in uns allen. Durchwühlst uns wie einen Rucksack.

Habe ich einen Namen?

Res sieht durch die Frau hindurch. Senkt den Blick, geht schneller.

Ich wünschte wirklich, ich würde mich weniger für mich interessieren, sagt sie im Rennen, durch die Frau hindurch, den Flur entlang, meterlangen Flur aus nichts als verschlossenen Türen, wie kopiert, immer und immer wieder kopiert. Was wünschen sich die Leute, wenn sie sich Unendlichkeit wünschen?

Res rennt in Angst durch die weiße Stille.

Schwitzt.

Bis ein Geräusch sie beruhigt. Ein Ventilator. Grau und Beckenbodenhoch dreht er seine Kreise. Bläst ihr die Tränen über die Wangen. Sie schließt die Augen, steht in seinem warmen Wind und weiß jetzt, sie ist auf dem richtigen Weg. Sie wehrt sich nicht, sie geht. Bis zur Mitte des nächsten Flures, in der sie dann einfach steht, die Frau, die über ihr Headset mit einem Klemmbrett verbunden ist. In der Entfremdung erscheint sie Res so bekannt, als wäre sie Familie.

Sie will sie umarmen. Ihr sagen, halt mich.

Und die Frau mit dem Headset streckt ihre Hand aus und sagt: Halt.

Sie hat den Verkehr auf diesem Flur zu regeln.

Res nennt ihren Namen.

Raum 237.

Und die Frau mit Headset hört das, bemerkt ihre Eile, nimmt sie an sich und sagt so warm und langsam wie sie kann:

Bald.

Res steht.

In größter Konzentration hält die Frau den Blick auf die Tür gerichtet, als würde es atmen, das Holz, langsam etwas gebären, als schaute sie mitten hinein in die kleinsten Poren des weißlackierten Holzes, als sähe sie das Braun darunter, das verwinkelte Gewebe aus kleinsten Fasern, wie Gewürm in sich verschlungen. Wie es atmet, pocht. Es ist, als beobachtete sie seine Bewegungen, als sähe sie, wenn sich etwas öffnete, wie viele Zentimeter, ab wann Res durch die Tür geschoben werden kann, in diesen Raum.

Es ist so eine schwere Geburt.

Der lange Arm der Frau wird zunehmend länger, teilt den Raum wie eine Schranke.

Res will nicht zu weit weggeschoben werden, nur um dann wieder übersehen den Kontakt zu verlieren. Sie fixiert die Linien in der Handfläche der Frau, wie sie surren vor Strom, der sie durchläuft, in den kleinsten Adern, all diese Kraft gewonnen aus Zucker. Chupa Chups. Zungenmaler. Als die Zunge schwarz und blau wurde, wie die Lippen nach dem Schwimmen. Kleine Chlorleichen rochen so zuckrig, blätterten in verklebten Magazinen voller rosafarbener Körper. So eklig, was die Erwachsenen, die Lachsschinken, machten. An einem schönen Wochenende in einem Coupé mit der Praline in der Hand. So derbe wie krachlederne Shorts an weißwurschtigen Bäuchen. Dieser enge Ekel. Res unterzuckert unter dieser Hand, wird immer kleiner, der Teppich höher, sie schmilzt in seinen Flaum, der ihr in der Nase steht, so warm riecht, immer wärmer wird, ein Torluftschleier, als sich die Hand endlich hebt, zu einer Zeigefingergeste formt.

Vor den Mund gehalten.

Hab acht.

Sieben,

sechs.

In der Untertitelung wird runtergezählt. Und bei null geht, ohne einen Laut, die Linke auf den Türknauf.

Hier wird gedreht.

Und Res sieht sich von hinten. Sieht, wie sie über die Schwelle geht. Die Wände sind braun. Herbstlich, denkt Res, ihr Blick auf dem Resopaltisch. In schmalen Tulpenvasen und hohen Longdrinkgläsern stehen so viele Sträuße. Die ganze Nachbarschaft muss hier gewesen sein. Wie es riecht. Die Kapillarkräfte ziehen Wasser, das viel zu lange stand, durch ihre Leitungsbahnen. Ist es nicht süß, wie die Bakterien die Blumen von innen zersetzen? So kleine Tierchen! Schau, was sie alles können! Res atmet tief ein, der Geruch des Raumes ist ihr so vertraut wie das Surren dieses viel zu hellen Neonlichts, das unablässig über dem Bett plärrt.

Weiße Bettwäsche, beleuchtet wie in einem Schaufenster. Ein Exponat klinischer Stille.

Daneben schwebt ein Hologramm.

Legen Sie sich auf unsere Dream Cushions.

Es gestikuliert so einladend mit seinen rot manikürten Fingernägeln.

Ist es nicht der Traum, immer zu schlafen?

Scheinbar freundlich reicht es seine Hand.

Ich bin die Hüterin Ihres Schlafes.

Kommen Sie.

Schlafen Sie!

Get your Spectacular Dream Cushions for just $ 39 each!

Die Hand hängt im Raum. Niemand kann sie greifen.

Es dauert wenige Sekunden, dann beginnt die Sequenz von vorn.

Ist es nicht der Traum, immer zu schlafen?

Mit einem Ruck zieht Res an dem Vorhang hinter dem Hologramm, und da liegt sie. Das Gesicht gen Boden unter braunen Locken, über einem karierten Blazer zu Hosen aus grünem Kord. Ein Stofftaschentuch wächst aus ihrer Hose, züngelt über den Boden, ist eine Schlange aus weichem Textil.

Res schaut auf.

Zu einer Frau, ihre Haare sind zum Chignon gebunden, sie trägt einen weißen Kittel, sitzt auf einem Plastikstuhl vor dem Fenster.

Im Tageslicht blitzt stählern ihr Servierwagen.

Ein schmales Glas Fanta, eine Schale Cornflakes.

Sie hat auf das Frühstück gewartet, sagt die Frau im Kittel, blickt reflexhaft nochmal auf ihre Uhr.

Dann, sagt sie, war es vorbei.

Die Arbeit der Autorin am vorliegenden Text wurde durch den Deutschen Literaturfonds e. V. gefördert.

Bibliografische Information der Deutschen Nationalbibliothek
Die Deutsche Nationalbibliothek verzeichnet
diese Publikation in der Deutschen Nationalbibliografie;
detaillierte bibliografische Daten sind im Internet
über http://dnb.d-nb.de abrufbar.

Die erste Zeile des Mottos auf Seite 5 entstammt dem Song »Blurred Girl« von John Foxx.

Wallstein Verlag GmbH
Geiststr. 11, 37073 Göttingen
www.wallstein-verlag.de
info@wallstein-verlag.de

Vom Verlag gesetzt aus der Sabon
Umschlaggestaltung: Julia Friese und Maik Brüggemeyer
Druck und Verarbeitung: Pustet, Regensburg

ISBN 978-3-8353-5810-2